# La migraine

## Un **cerveau** en **détresse**

*Distribution*

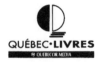

QUÉBEC·**LIVRES**
*by* QUEBECOR MEDIA

2185, autoroute des Laurentides
Laval (Québec) H7S 1Z6

Téléphone: (450) 687-1210
Télécopieur: (450) 687-1331

# La migraine

## Un **cerveau** en **détresse**

PAR Dr **MICHEL AUBÉ**, NEUROLOGUE
ET **JACQUES BEAULIEU**

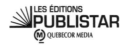

LES ÉDITIONS
**PUBLISTAR**
Ⓜ QUEBECOR MEDIA

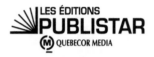

LES ÉDITIONS PUBLISTAR
Une division des Éditions TVA inc.
7, chemin Bates
Montréal (Québec) H2V 4V7

| | |
|---|---|
| Directrice des éditions: | Annie Tonneau |
| Direction artistique: | Benoît Sauriol |
| Couverture: | Michel Denommée |
| Révision: | Luce Langlois et Paul Lafrance |
| Correction: | Corinne De Vailly et Julie Robert |
| Montage infographique: | Jean-François Gosselin |
| Photos des auteurs: | Guy Beaupré (D$^r$ Michel Aubé) |
| | Daniel Auclair (Jacques Beaulieu) |

Nous reconnaissons l'aide financière du gouvernement du Canada par l'entremise du Programme d'aide au développement de l'industrie de l'édition (PADIÉ) pour nos activités d'édition.

© Les Éditions TVA inc., 2004
Dépôt légal: troisième trimestre 2004
Bibliothèque nationale du Québec
Bibliothèque nationale du Canada
ISBN: 2-89562-103-9

# TABLE DES MATIÈRES

# Introduction

« Il m'arrive de me réveiller le matin sans même être en mesure de préciser à quel moment exact de l'avant-midi je me trouve. Je me sens malade bien avant que le rituel du grand vomissement ne commence. Quelquefois, la douleur semble localisée à l'avant de la tête, du côté droit. D'autres fois, elle ressemble à un bandeau comprimant tout le front. Puis mon odorat devient extrêmement sensible et capable de détecter la moindre odeur. Alors commencent les vomissements, d'abord à intervalles assez longs, puis de plus en plus rapprochés. Après chaque épisode, des bouffées de chaleur m'envahissent. Quelquefois, je deviens tout en sueur, puis tout de suite après, je suis secouée de frissons. Quand tout est terminé, je me sens complètement épuisée, mais tout à fait incapable de trouver le sommeil. » – Alice L.

Des centaines de milliers de personnes pourraient nous fournir un témoignage semblable à celui d'Alice, affligée d'une maladie épisodique nommée migraine. Cette maladie ne se manifeste pas simplement par un mal de tête, elle est aussi associée à une atteinte de l'état général, à une incapacité de fonctionner d'une façon adéquate, incluant sur le plan cognitif. La fréquence des crises peut toutefois varier sensiblement d'un individu à un autre et chez une même personne au cours de sa vie. Pour la moitié des gens atteints qui consultent un médecin pour leur problème de migraine, elles se produiront de une à quatre fois par mois; 35 % éprouveront jusqu'à trois crises par semaine, alors qu'une minorité (15 %) ne souffrira que de quelques crises par année.

Pourtant, la migraine demeure une maladie bien mal comprise. Encore en 2004, les préjugés continuent à faire des ravages parmi la population. Le plus tenace de tous et certainement le plus dommageable veut que la migraine soit d'*origine psychologique*, pour employer le terme populaire. Répandu chez une grande majorité de la population, ce préjugé trouve encore le moyen de perdurer, même auprès d'un bon nombre de médecins. Un autre concept démodé par les recherches récentes interprète la migraine comme une maladie primaire des vaisseaux sanguins des méninges et du cerveau. La recherche des dernières décennies a bien démontré que la migraine provient du cerveau avant que le *mal de tête* typique se manifeste. Bien que plusieurs facteurs déclenchants puissent être évoqués dans le cas d'une attaque de migraine, il n'en demeure pas moins que la cause de cette condition doit être recherchée sur le plan du fonctionnement même du cerveau transitoirement déréglé.

Le but de ce livre sera donc de témoigner des connaissances actuelles de la médecine sur la migraine, une condition maintenant bien définie, avec des critères diagnostiques précis. Il sera aussi, nous l'espérons pour le plus grand bien des personnes souffrantes, l'occasion de se libérer du mythe de l'origine psychologique de la maladie et de se déculpabiliser de tous les tourments que leur cause la migraine. Cette conception erronée aura bien souvent, malheureusement, contribué à laisser au migraineux le fardeau de la preuve de sa condition. Le mode réactionnel particulier du cerveau migraineux représente vraisemblablement, en certaines circonstances, un mécanisme inné de protection; il ne constitue certainement pas un mécanisme de défense acquis, développé en fonction des circonstances. Le «Pas ce soir, chéri, j'ai la migraine» n'est plus de mise pour interpréter la maladie.

L'espoir est permis à ceux qui souffrent de céphalées épisodiques invalidantes. Les traitements sont de plus en plus performants et diversifiés. Pour atteindre cet objectif, le diagnostic le plus précis possible doit être formulé. S'agit-il d'une migraine avec ou sans aura? d'une céphalée de tension? ou carrément d'une céphalée provenant d'une autre cause?

Une fois le diagnostic de migraine bien établi, il s'agira de définir l'étendue du problème. Vous trouverez pour ce faire un outil fort simple et très efficace: un calendrier des céphalées, qui vous permettra de mesurer l'intensité des attaques et leur fréquence. En l'utilisant, vous recueillerez des renseignements précieux visant à établir un traitement optimal. Dans un autre chapitre, vous apprendrez aussi à déterminer les facteurs déclenchants pour les éviter ou les atténuer.

Puis nous examinerons en détail les mécanismes neurobiologiques de la migraine. Une bonne connaissance de ceux-ci aidera le patient à prendre une part plus active dans son traitement et surtout à y adhérer plus fidèlement. Nous examinerons aussi tous les facteurs déclenchants connus: migraine de fin de semaine, facteurs alimentaires, hormones, etc. Nous ouvrirons une parenthèse sur les aspects particuliers de la migraine chez la femme. Est-ce fréquent? Quels rôles jouent les anovulants (pilules anticonceptionnelles), les menstruations, la grossesse ou la ménopause?

Les stratégies de traitement seront définies au cas par cas, selon les objectifs poursuivis. Comment structurer un traitement symptomatique de l'attaque? Quand entreprendre un traitement de prévention? Nous discuterons des principes du traitement pharmacologique et non pharmacologique de cette condition.

La source génétique de la migraine est connue depuis de nombreuses années. Cependant, les gènes qui pourraient en être responsables n'ont été identifiés que dans des formes rares, telles que la migraine hémiplégique familiale. La migraine semble être transmise plus souvent par la mère que par le père. Dès la jeune enfance, il est possible de préciser des facteurs de risque de la migraine, avant que l'enfant ait développé des céphalées de type migraine.

Toute personne qui souffre de migraines ou de céphalées fréquentes trouvera des avantages à la lecture des pages suivantes. Apprendre à bien connaître sa maladie, à détecter et à préciser les facteurs qui la déclenchent et les traitements existants demeure essentiel à l'amélioration de la qualité de vie, bien souvent compromise par ce mal épisodique qu'est la migraine.

# Le diagnostic

P lus précis sera le diagnostic, meilleur sera le traitement. Cette affirmation convient particulièrement bien au domaine des céphalées. Le terme
céphalée en est un générique, non spécifique, qui
réfère à une douleur émanant de la tête (crâne, face,
portion supérieure du cou). Le terme céphalée correspond au terme populaire de *mal de tête*. Plusieurs causes,
voire quelques centaines, peuvent être responsables
d'une céphalée. À première vue, l'analyse d'un problème de céphalée peut donc apparaître comme un
défi de taille.

Le problème a été quelque peu simplifié depuis
1988, date à laquelle l'International Headache
Society (IHS) a publié une série de critères diagnostiques s'appliquant à la majorité des types de cépha-

lées rencontrés en clinique. La dernière révision de ces critères diagnostiques date de janvier 2004. Lorsqu'une personne se présente en consultation pour un problème de céphalée, la première étape consiste à déterminer si elle souffre de céphalées primaires ou secondaires.

Par céphalées primaires, on entend celles non associées à des conditions organiques systémiques ou du crâne et du cerveau. Ce sont les céphalées *sans cause*, telles que la migraine, la céphalée de tension et la céphalée en cluster. Nous reviendrons plus loin sur les critères diagnostiques de ces céphalées primaires.

Les céphalées secondaires correspondent à celles qui s'expliquent par *une cause particulière* (tumeur cérébrale, AVC, etc.). Ce groupe de céphalées secondaires est de loin le moins fréquent, mais il est redouté par tous les patients qui consultent pour un problème de ce type.

## LES CÉPHALÉES SECONDAIRES

Le médecin doit, dans un premier temps, déterminer si l'origine de la céphalée n'est pas sous-jacente à une maladie — par exemple, une tumeur au cerveau, ou une augmentation de la pression dans le crâne, ou encore une inflammation des artères du crâne, qui pourrait causer des céphalées. Il ne s'agit évidemment pas de tomber dans le piège de travailler à éliminer la douleur si celle-ci provient d'une cause que l'on doit d'abord traiter.

Au cours d'une première consultation, le médecin posera des questions. Il recherchera particulièrement la présence de cinq signaux d'alerte. Il faut bien comprendre que ces signaux ne constituent pas un diagnostic en soi. Les praticiens veulent simplement dire qu'il existe une possibilité (souvent très faible) que la céphalée provienne d'une cause qu'il faut examiner. Par exemple, si le patient mentionne qu'après un effort physique il a ressenti une grande douleur à l'arrière de la tête, il se peut qu'une petite artère se soit brisée dans le cerveau. Dans 99 % des cas, les tests révéleront que cette céphalée *n'est pas* conséquente à une légère hémorragie cérébrale. Le médecin voudra être certain que ce patient ne fait pas partie du 1 % restant. Donc, quand un des signaux d'alerte s'allume, une investigation de la condition du patient est nécessaire pour éliminer toute cause structurale. Voyons quels sont ces signaux.

## SIGNAUX D'ALERTE POUVANT SUGGÉRER UNE CÉPHALÉE SECONDAIRE

1. Une nouvelle céphalée.
2. Une céphalée consécutive à un effort physique.
3. Une céphalée après avoir toussé ou s'être penché.
4. Une céphalée accompagnée de symptômes généraux ou systémiques.

## Une nouvelle céphalée

### La céphalée abrupte et sévère

Une céphalée d'apparition abrupte et récente d'intensité sévère doit être examinée. Des lésions intracrâniennes aiguës, telles qu'une hémorragie ou une augmentation subite de la pression intracrânienne, doivent être recherchées.

### La céphalée progressive

Ce genre de céphalée commence en un temps donné, et son intensité progresse de plus en plus.

### L'apparition de céphalées après 40 ans

Le cas type est une personne qui n'a jamais ou très peu souffert de céphalées et qui, passé la quarantaine, se met à en souffrir de plus en plus souvent. Les céphalées apparaissant après l'âge de 40 ans sont suspectes de céphalées secondaires, puisque les céphalées primaires (migraine, céphalée de tension, céphalée en cluster) se manifestent habituellement avant l'âge de 40 ans.

### Une céphalée qui change de profil

Cette personne a souvent souffert de céphalées dans le passé, mais a noté récemment un changement dans le profil de sa douleur: plus intense, plus fréquente, à localisation différente au niveau du crâne, douleur avec apparition de nouveaux symptômes. Tout changement de profil dans une céphalée impose une investigation.

### Une céphalée consécutive à un effort physique

Cette céphalée est la plupart du temps d'intensité sévère et apparaît *de novo* après un effort physique. Ce type de céphalée doit être examiné. Une hémorragie intracrânienne doit être éliminée; c'est un des modes de présentation de l'hémorragie sous-arachnoïdienne par rupture d'anévrisme intracrânien. (Notons ici qu'il demeure exceptionnel qu'un anévrisme intracrânien qui n'a pas subi de rupture ait pour symptômes uniquement des céphalées, particulièrement si celles-ci sont de nature épisodique.) Dans la majorité des cas, heureusement, aucune lésion structurale sous-jacente ne sera trouvée.

L'une des formes fréquentes de céphalée à l'effort est représentée par la céphalée coïtale. Elle apparaît progressivement et culmine à l'orgasme ou encore, elle apparaît d'une façon explosive à ce moment. La majorité des céphalées coïtales seront bénignes, mais une première céphalée coïtale doit être examinée. La céphalée coïtale bénigne est plus fréquente chez l'homme que chez la femme. Et elle peut être traitée autrement que par l'abstinence! Nous avons donné en exemple de céphalée à l'effort la céphalée coïtale, mais on doit retenir que tout type d'effort physique peut générer des céphalées *de novo*, qui devront être considérées comme suspectes jusqu'à ce que l'investigation affirme le contraire.

### Une céphalée après avoir toussé ou s'être penché

Une céphalée nouvelle qui apparaît avec la toux, ou en se mouchant, ou en penchant la tête doit aussi être considérée comme suspecte et nécessite une investigation. Les possibilités de lésions situées à la base du cervelet doivent être éliminées. Point rassurant cependant: la plupart de ces céphalées ne sont pas associées à des lésions structurales, et sont bénignes et transitoires. La céphalée se localise le plus souvent à l'occiput et elle est de courte durée. Si elle persiste et devient incommodante, elle peut être traitée facilement avec un anti-inflammatoire, plus précisément l'indométhacine.

**La céphalée accompagnée d'autres symptômes**

Lorsque la céphalée est associée à d'autres symptômes, généraux, neurologiques ou systémiques, il faut explorer. Exemples de symptômes neurologiques pouvant accompagner une céphalée: double vision, étourdissements, troubles d'équilibre, engourdissement ou faiblesse d'un côté du corps, etc. Exemples de symptômes systémiques: fièvre, perte de poids, douleurs abdominales, nausées, etc. Il devient dès lors clair qu'une céphalée apparaissant dans un tel contexte ne pourrait facilement s'expliquer sur une base de céphalée primaire.

Les patients sont parfois inquiets de la présence de tumeur cérébrale à l'occasion de leur céphalée. Rappelons ici qu'il est rare qu'une tumeur cérébrale se présente uniquement avec des symptômes de céphalée, particulièrement si celle-ci est à caractère intermittent. D'autres symptômes seront invariablement associés à la céphalée dans la plupart des cas.

**LES CÉPHALÉES D'ORIGINE PRIMAIRE**

Elles sont de loin les plus répandues. De toutes les céphalées, 99 % sont primaires alors qu'environ 1 % sont secondaires à une cause. Les critères diagnostiques précis établis par l'IHS établissent quatre types de céphalées primaires: la migraine, la céphalée de tension, la céphalée en cluster et la céphalée dite migraine probable — céphalée de tension probable et en cluster probable. Notons d'abord que, dans tous ces cas, nous parlons toujours de céphalées présentant une caractéristique épisodique. La périodicité des symptômes est spécifique à chaque type de céphalée primaire. Examinons donc les particularités de chacune de ces céphalées.

## La migraine

Plusieurs écueils sont à éviter, particulièrement lorsqu'il est question de migraines. Le premier consiste à mal reconnaître la maladie dès le départ. Tous les maux de tête qui peuvent survenir périodiquement et régulièrement ne sont pas des migraines; cependant, pour considérer un diagnostic de migraine, la notion d'épisodes antérieurs de nature similaire doit être présente. On ne peut faire un diagnostic de migraine lors d'un premier épisode de céphalée comportant des caractéristiques propres à la migraine. Nous détaillerons plus loin les caractéristiques propres à la migraine, qui permettent d'en faire le diagnostic.

## LA MIGRAINE SE PRÉSENTE SOUS DEUX FORMES: LA MIGRAINE SANS AURA ET LA MIGRAINE AVEC AURA.

### La migraine sans aura

Une migraine sans aura se définit selon les critères suivants. Il y a eu au moins cinq épisodes antérieurs du même type de céphalée. Donc, la migraine est une condition *épisodique*. Proposer un diagnostic de migraine sans notion de périodicité constitue une erreur fréquemment rencontrée en clinique. Au surplus, elle ne doit pas survenir plus de 15 jours par mois, en quel cas on parlera de migraine chronique. Au cours de la vie, la fréquence de la migraine peut varier considérablement, et ce, en fonction de plusieurs facteurs dont la plupart sont inconnus. La migraine peut connaître des périodes d'accalmie s'étendant parfois sur plusieurs années.

La migraine est donc une céphalée déterminée dans le temps. Elle a une durée pouvant varier de 4 à 72 heures. En moyenne, elle dure 24 heures.

Elle doit nécessairement présenter *au moins deux* des caractéristiques suivantes:

- **La douleur se situe d'un seul côté de la tête** (douleur unilatérale, d'où le terme migraine, qui signifie hémicrâne, la moitié du crâne).

- **La douleur est pulsative.** C'est une douleur qui ressemble à des coups successifs et répétitifs (comme un battement de pouls).
- **La douleur est évaluée de modérée à sévère.** L'intensité de la douleur est ici évaluée en fonction de l'incapacité qu'elle génère. Une douleur légère n'empêchera pas une personne de fonctionner normalement. Une douleur modérée ralentira une personne dans ses activités, alors qu'une douleur sévère la rendra incapable de tout travail. Toutes les attaques migraineuses ne sont pas nécessairement d'intensité modérée ou sévère, mais on doit retenir au moins quelques épisodes d'une telle intensité pour valider le diagnostic.
- **La douleur est aggravée par l'effort physique ou amène à éviter l'effort physique.** Ici, il convient de ne pas confondre. Si la migraine est installée, tout effort physique augmentera la douleur. La migraine pourra aussi apparaître *progressivement* au moment d'une activité physique telle que le jogging. Si une céphalée d'apparence migraineuse apparaît brutalement lors d'un effort physique, elle doit être considérée comme suspecte et analysée comme une céphalée apparaissant à l'effort.

Donc, si votre céphalée se conforme à au moins deux de ces quatre critères diagnostiques, vous vous qualifiez peut-être comme migraineux. Il est à noter que, bien que la douleur soit dans 70 % des cas unilatérale, elle peut être globale. De la même façon, la douleur migraineuse peut ne pas être pulsative, et elle peut être d'intensité légère, non aggravée par l'activité physique. Les critères en soi ne sont pas exclusifs; il suffit d'en satisfaire deux sur quatre.

La migraine doit aussi présenter au moins une des deux caractéristiques suivantes:

- **Nausées et/ou vomissements.** Il s'agit en fait d'une des caractéristiques les plus connues de la migraine après la céphalée.
- **Photophobie, sonophobie et/ou osmophobie.** Dans bien des migraines, certaines zones du cerveau, plus particulièrement le cortex, deviennent hypersensibles à tous les stimuli externes. Par exemple, chez bon nombre de migraineux, toute lumière devient intolérable (photophobie). Chez d'autres, ce sont les odeurs qui seront insupportables (osmophobie), finalement d'autres ne pourront endurer aucun son (sonophobie). Plusieurs personnes éprouveront à des degrés différents de la photophobie, de l'osmophobie et de la sonophobie simultanément.

Il y a absence de caractéristiques suggérant une céphalée secondaire.

### La migraine avec aura

La migraine avec aura se diagnostique en appliquant les mêmes critères, sauf pour la fréquence des épisodes. En effet, un diagnostic de migraine avec aura est autorisé après seulement deux épisodes antérieurs (au lieu de cinq). Une aura doit est présente.

De 15 % à 20 % des personnes souffrant de migraines connaîtront ce que l'on appelle des auras. Il s'agit de troubles neurologiques qui apparaissent le plus souvent avant la céphalée et qui persistent de 15 à 25 minutes. Ces troubles sont **transitoires** et tout à fait **réversibles**. Les symptômes neurologiques propres à l'aura s'installent d'une façon **progressive**, contrairement aux symptômes neurologiques liés à des troubles circulatoires, qui s'installent d'une façon **abrupte**. L'aura se développe donc au niveau des zones réceptrices du cerveau. Les zones visuelles sont les plus fréquemment touchées, suivies des zones sensitives et des zones du langage.

Une aura visuelle classique se caractérise par l'apparition d'une brillance sous forme de point, de ligne, de ligne brisée, située d'abord au centre de l'un ou l'autre des champs visuels, puis progressant lentement vers la périphérie, alors que souvent elle aura adopté une forme en croissant ou en fortification. Cette zone de brillance est suivie d'une vague de vision embrouillée, qui suit le même parcours que celui suivi par la brillance. Il va sans dire que devant l'apparition d'une telle perturbation visuelle interférant avec la vision précise et la lecture, d'aucuns éprouveront un sentiment de panique, craignant de perdre la vue. Il faut se rappeler ici que l'aura est un phénomène totalement réversible.

De la même façon, et comme autre manifestation de l'aura, un migraineux pourra ressentir des engourdissements s'installant progressivement dans la main, puis à la face du même côté. Plus rarement, en cours d'aura, le langage pourra être perturbé, surtout sous forme de difficulté à trouver les mots et à s'exprimer d'une façon fluide.

## Des questions supplémentaires

Il existe aussi des caractères accessoires à la migraine, qui pourront enrichir son diagnostic. Le médecin voudra d'abord s'informer sur l'incidence familiale. La migraine comporte en effet un volet héréditaire et, bien souvent, d'autres membres de la famille immédiate seront reconnus comme porteurs de la même condition. S'il s'agit d'une femme, le médecin pourra aussi s'informer si les migraines se manifestent à un moment précis du cycle menstruel (en période menstruelle, par exemple), comme c'est bien souvent le cas chez la femme migraineuse. Les migraines apparaissent-elles après une privation de sommeil, après un stress ou au cours de la phase de décompression après le stress? C'est bien souvent le cas des migraines de fin de semaine. Les migraines sont-elles déclenchées par des facteurs particuliers ou précédées d'un prodrome (signe avant-coureur) stéréotypé?

Enfin, deux études prospectives récentes valident la valeur prédictive positive de trois questions à poser pour suspecter fortement le diagnostic de migraine. Dans l'étude canadienne, si la céphalée est unilatérale, pulsative et invalidante, le diagnostic de la migraine est quasi assuré. Dans l'étude américaine, les trois critères retenus pour assurer une haute probabilité de diagnostic de migraine sont: le caractère invalidant et la présence de photophobie et de nausée.

**Les premières manifestations migraineuses
dans l'enfance**
Plusieurs conditions chez l'enfant peuvent annoncer une probabilité de migraine dans l'avenir. Le mal des transports, avec nausée et vomissement en auto, est probablement le signe annonciateur le plus fréquent d'une condition migraineuse à s'installer ultérieurement. Plusieurs migraineux adultes retiennent cette tendance au mal des transports. D'aucuns mentionnent leur incapacité de lire en auto ou de s'asseoir sur la banquette arrière sans avoir la nausée.

Vient ensuite le fameux syndrome périodique de l'enfant qui se plaindra de douleurs abdominales, de nausée suivie de vomissement, de fatigue avec besoin de dormir, mais très peu de céphalées. L'enfant sera bien souvent renvoyé de l'école à la maison, pâle et sans énergie. Le tout rentre dans l'ordre avec le repos, et rapidement l'enfant peut reprendre ses activités. Mais puisque ces manifestations périodiques surviennent souvent en situation de stress, on invoquera, à tort, le stress ou des tensions psychologiques, alors que l'épisode représente une des premières manifestations de la condition migraineuse.

La tendance à perdre conscience facilement, après avoir sauté un repas ou à la vue du sang, se trouve souvent associée chez l'enfant à une migraine en dormance. Il en est de même de certaines formes de vertiges épisodiques de l'enfant.

### Le pronostic de la migraine

Le pronostic à long terme de la migraine est largement inconnu. De plus en plus, la migraine est considérée comme une maladie chronique à manifestation épisodique, pouvant dans environ 20 % des cas évoluer vers la migraine chronique, où les patients sont symptomatiques pendant plus de 15 jours par mois. Chez la femme migraineuse avec une forte incidence de migraine menstruelle, la migraine aura tendance à disparaître après la ménopause. La migraine peut parfois voir sa fréquence augmenter dans un contexte de consommation quasi quotidienne d'analgésiques ou d'antimigraineux. Cette condition est toutefois réversible chez environ 50 % à 60 % des individus affectés, alors qu'ils en verront la fréquence diminuer après un sevrage médicamenteux. Nous en reparlerons plus loin.

### La céphalée de tension

Tout comme pour la migraine, divers critères bien précis permettront d'établir le diagnostic d'une céphalée de tension.

Il y aura eu 10 crises antérieures. Leur durée s'étend de 30 minutes à 7 jours, et elles ne surviennent pas plus de 15 jours par mois.

La céphalée de tension présente au moins deux des manifestations suivantes:

- la douleur ressemble à une **pression** ou à un serrement (impression d'une ceinture serrant la tête), et elle est **non pulsative**;
- elle est d'intensité variant de légère à modérée (contrairement à la migraine);
- la douleur est bilatérale (contrairement à certaines migraines dont la douleur est unilatérale);
- la douleur n'est pas aggravée par l'effort;
- il y a absence de nausée et de vomissement;
- il peut y avoir de la sonophobie ou de la photophobie, mais pas les deux;

- il y absence de critères suggérant une céphalée secondaire.

La céphalée de tension épisodique peut aussi se transformer en céphalée de tension chronique si la personne en souffre 180 jours et plus par année.

Il est à noter que, bien que ce type de céphalée soit connu sous le terme de céphalée de tension, aucun critère de type psychologique n'est nécessaire à son diagnostic. La céphalée de tension peut coexister avec tout autre type de céphalée, y compris la migraine.

## La céphalée en cluster
### (autrefois appelée céphalée de Horton)

De toutes les céphalées primaires, la céphalée en cluster est probablement la plus douloureuse. Heureusement, elle est aussi la plus rare. Elle est 100 fois moins fréquente dans la population que la migraine. Elle est plus fréquente chez l'homme, quoique depuis quelques années on puisse noter une légère augmentation de son incidence chez la femme.

Voici ses critères diagnostiques:

- il y aura eu cinq crises antérieures;
- la douleur est d'intensité sévère, unilatérale, localisée autour de l'œil (orbitaire ou supra-orbitaire)

ou à la tempe, et elle persiste de 15 minutes à 3 heures;

- la douleur est accompagnée d'au moins une des manifestations suivantes du même côté: œil rouge avec larmoiement, congestion nasale avec écoulement nasal, enflure de la paupière, sudation au front, pupille petite et ptose de la paupière, sensation d'agitation avec besoin de bouger;
- les attaques se répètent à la fréquence d'une ou deux par jour, jusqu'à huit par jour;
- il n'existe aucune évidence de maladie structurale sous-jacente.

La céphalée en cluster (qui est appelée uniquement en France *algie vasculaire de la face*) se manifeste souvent à heure fixe et dans la nuit. Ainsi, le patient pourrait être éveillé par la douleur vers 1 h du matin. La douleur sera très intense (une femme atteinte m'a affirmé que c'était pire que les douleurs de l'accouchement) et durera environ 45 minutes. Puis le patient se rendormira, pour se faire réveiller à nouveau à 5 h du matin avec le même problème qui revient. Certains patients connaissent jusqu'à huit attaques par jour. Les crises surviennent pendant plusieurs jours, souvent plusieurs semaines d'affilée. Elles se présentent souvent aux changements de saison, particulièrement au printemps et à l'automne.

## La céphalée dite migraine probable, céphalée de tension probable et céphalée en cluster probable

Lorsqu'il manque un critère essentiel au diagnostic d'une migraine, d'une céphalée de tension ou d'une céphalée en cluster et que la possibilité d'une céphalée secondaire a été éliminée, on pourra évoquer un diagnostic probable pour chacune de ces entités, en laissant au temps le soin de le préciser.

## EN RÉSUMÉ

Un bon diagnostic devra définir s'il s'agit d'une céphalée primaire ou secondaire en se référant aux signaux d'alerte; s'il s'agit bien d'une céphalée primaire, en établir le type selon les critères diagnostiques de l'IHS.

Sachant maintenant de quel type de céphalée vous êtes atteint, il convient d'en définir avec plus de précision les paramètres dans le temps à l'aide d'un calendrier des céphalées.

## Le calendrier des céphalées

Il existe plusieurs types de calendriers, selon l'information que l'on veut y recueillir. L'information la plus pertinente dans une perspective de traitement adéquat des céphalées doit porter sur leur fréquence, leur intensité (légère, modérée, sévère), le type et le nombre de médicaments utilisés pour le soulagement, un indice du soulagement obtenu, une énumération des facteurs déclenchants possibles et, chez la femme, le moment de la survenue des menstruations (voir *Annexe 1*). Nous détaillerons plus loin les éléments importants du calendrier des migraines.

# La migraine: épidémiologie et mécanismes généraux

L a migraine est le lot de 10 % à 12 % des Occidentaux. Chez les jeunes qui n'ont pas encore atteint leur puberté, elle est autant répandue chez les garçons que chez les filles. Après la puberté, la situation change, si bien qu'elle frappe plus particulièrement les femmes. Trois adultes sur quatre qui souffrent de migraine sont de sexe féminin.

Toujours du point de vue épidémiologique, des études réalisées auprès de sociétés dites primitives (donc qui n'ont pas adopté le mode de vie des pays industrialisés) démontrent que l'incidence de la migraine est la même qu'au sein de sociétés plus évoluées. Toutefois, dans certains pays orientaux, comme la Chine et le Japon, l'incidence de la migraine ne représente que 4 % ou 5 % de la population.

De ces deux premières constatations, nous pouvons déduire que:

a) le déploiement de la migraine chez la femme se fait en parallèle à son développement hormonal spécifique;
b) le mode de vie général ne semble pas influer sur l'apparition de la migraine; la présence d'une prédisposition génétique particulière apparaît plus plausible.

Nous expliquerons dans ce chapitre les mécanismes neuronaux qui sous-tendent l'attaque migraineuse. Certains passages pourront vous sembler un peu plus ardus, mais ils valent largement la peine que vous vous donnerez de les lire. Ils vous permettront de comprendre bien des facteurs, des symptômes et des traitements que vous avez expérimentés, souvent dans la douleur. Ils permettront aussi de faire reculer certaines croyances erronées qui non seulement ne vous aident en rien à contrôler vos migraines, mais bien souvent aggravent votre situation.

Un exemple: bien des gens ont remarqué que leurs crises de migraine étaient accompagnées de douleurs aux sinus et de congestion nasale. D'ailleurs, cela a donné naissance à la conception d'une origine allergique de la migraine. Pour régler le problème du nez enrhumé et la douleur aux sinus, certains, quelquefois même encouragés par leur médecin, ont eu recours aux vaporisateurs nasaux. Deux inhalations et, ô miracle! la congestion nasale et la douleur aux sinus disparaissaient et, ô plus grand miracle encore! la migraine aussi. Malheureusement, les miracles ont été de courte durée, car en se traitant avec ces vaporisateurs, à moyen terme, ces personnes ont amplifié leur condition migraineuse, avec des crises plus fréquentes et souvent plus douloureuses. En lisant ce qui suit, vous comprendrez pourquoi.

Nous allons ici suivre pas à pas le déroulement clinique de la migraine dans ses différentes phases, en tentant d'établir la corrélation entre les différents phénomènes que la recherche récente a permis d'identifier au niveau du cerveau.

La migraine n'est pas uniquement une question de mal de tête ou de céphalée. Elle est très souvent annoncée par des manifestations prémonitoires sans céphalée (le prodrome). L'installation de la composante céphalée est, dans 20 % des cas, précédée de phénomènes neurologiques, définis sous la dénomination d'«aura migraineuse». Et la migraine, en phase postcéphalée, se termine par une symptomatologie résiduelle, nommée le postdrome, avant le retour à la situation normale.

## UNE CRISE MIGRAINEUSE:
## LA SÉQUENCE DES ÉVÉNEMENTS

### Les événements cliniques

Pour bien comprendre ce qui se passe avant, pendant et après une crise migraineuse, observons attentivement les modifications apportées à quelques fonctions fondamentales de l'organisme: le contrôle de la soif et de l'appétit, le cycle éveil-sommeil, la tolérance aux stimuli externes (lumière, sons, odeurs et équilibre hydrique). En situation normale, aucune de ces fonctions n'est perturbée. Avant même que ne commence à s'installer la céphalée de la migraine, toutes ces fonctions auront tendance, à des degrés divers, à se modifier. C'est l'étape que l'on nomme *prodrome*. L'appétit oscille de la boulimie à l'anorexie, la vigilance s'aiguise ou s'atténue, une intolérance aux stimulations extérieures s'installe (photophobie, sonophobie, osmophobie) et, pour certains, une rétention d'eau est observée avec prise de poids.

Ces phénomènes peuvent apparaître de quelques heures à quelques jours avant la venue de la douleur; ils peuvent être d'intensité variable d'un individu à l'autre ou d'une crise à l'autre. Chez environ

20 % des migraineux, une phase caractérisée par l'apparition de symptômes neurologiques suivra. C'est l'*aura migraineuse*. L'aura migraineuse la plus fréquente et la plus caractéristique implique la fonction visuelle. Comme nous l'avons expliqué plus haut, le sujet voit se déplacer lentement à travers l'un ou l'autre de ses champs visuels (parfois les deux) une brillance quelquefois organisée en lignes ou en fortifications; cette brillance est suivie de vision embrouillée. D'une façon caractéristique, l'aura persiste de 15 à 20 minutes avant que ne s'installe la céphalée, mais peut, dans certains cas, persister jusqu'à une heure.

Bien que l'aura soit la manifestation d'un défaut de fonctionnement des zones visuelles réceptrices du cortex cérébral, *elle n'est pas* la manifestation d'un trouble circulatoire au cerveau ou l'annonce de phénomènes neurologiques graves tels qu'une thrombose cérébrale. L'aura peut aussi impliquer, moins fréquemment, d'autres zones sensorielles du cerveau, soit les zones de la sensibilité, soit les zones réceptrices du langage, en quel cas le sujet peut ressentir durant l'aura des symptômes sensitifs à la face et à la main, sous forme d'engourdissements, et parfois même éprouver de la difficulté à s'exprimer correctement.

Ces symptômes peuvent sembler alarmants, mais ils sont totalement réversibles. En coïncidence avec la fin de l'aura s'installe alors la composante céphalée de la migraine: c'est le signal d'un cerveau en détresse. Ce signal s'accompagne très souvent de manifestations digestives, sous forme de nausées et/ou de vomissements.

Nous avons déjà vu les critères précis du diagnostic de la migraine. Avec la disparition de la céphalée, une période de récupération s'ensuit, souvent dominée par un besoin de sommeil, avec restauration à la normale des fonctions perturbées lors du prodrome; c'est le *postdrome*. Ce postdrome est de durée variable; il peut s'étendre sur une période de quelques heures allant parfois jusqu'à quelques jours. Le diagramme ci-contre, adapté de Blau, schématise les étapes de l'attaque migraineuse.

### Les événements cérébraux

Que se passe-t-il exactement dans le cerveau lors d'une migraine? Bien que nos connaissances en cette matière aient progressé de façon sensible au cours des dernières décennies, il n'en demeure pas moins que les mécanismes fondamentaux rendant possible l'apparition d'une crise migraineuse restent largement inconnus. Ces mécanismes semblent survenir sous forme de cascade, un premier événement en déclenchant un deuxième, un deuxième, un troisième, etc. Le premier événement semble provenir d'une substance chimique appelée sérotonine.

# Les phases d'une attaque de migraine

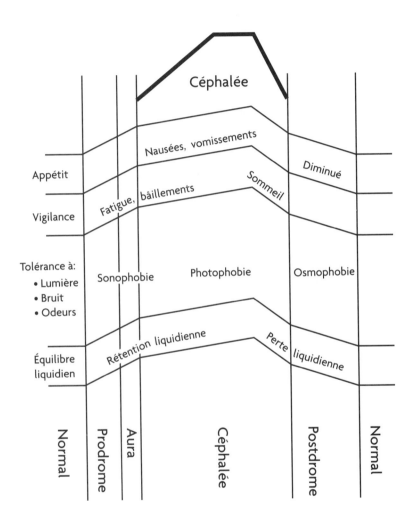

Céphalée

Nausées, vomissements

Appétit

Diminué

Fatigue, bâillements

Sommeil

Vigilance

Tolérance à:
- Lumière
- Bruit
- Odeurs

Sonophobie

Photophobie

Osmophobie

Rétention liquidienne

Perte liquidienne

Équilibre
liquidien

Normal | Prodrome | Aura | Céphalée | Postdrome | Normal

### 1. La sérotonine en cause

Les premières observations sur les changements chimiques associés à la migraine datent d'environ une trentaine d'années. À cette époque, le neurologue italien Sicuteri a observé pour la première fois une augmentation des dérivés de la sérotonine dans l'urine des migraineux. La sérotonine fait partie de la grande famille des neurotransmetteurs (substances chimiques qui permettent aux signaux nerveux de voyager d'une cellule nerveuse, aussi appelée neurone, à l'autre). Ces neurotransmetteurs permettent donc la communication entre les divers groupes de neurones. Cette augmentation des dérivés de la sérotonine dans l'urine laissait suspecter une implication de ce neurotransmetteur en cours d'attaque de migraine. Ces changements de la sérotonine ont été ultérieurement confirmés en utilisant d'autres méthodes d'analyse.

Des modifications du cycle de la sérotonine seraient ainsi présentes d'une façon continue chez les migraineux, exacerbées toutefois lors de l'attaque migraineuse. Le cerveau du migraineux se comporte comme s'il était incapable de retenir la sérotonine. Les multiples fonctions du cerveau s'équilibrent par l'action de différents neurotransmetteurs. Les uns sont excitateurs (ils vont provoquer une action), les autres sont inhibiteurs (ils vont arrêter une action). Si l'équilibre dans un système est rompu, la fonction exercée par ce neurotransmetteur sera donc soit inhibée, soit facilitée.

Essentiellement, la sérotonine est un neuro-transmetteur responsable de plusieurs fonctions d'inhibition du cerveau. C'est l'un des neurotransmetteurs d'apparition plus précoce dans l'évolution des êtres vivants organisés. Comme son action consiste surtout à arrêter ou ralentir certaines activités cérébrales, il contribue essentiellement à la préservation de l'énergie de l'organisme, donc à sa survie. Ainsi, si une déficience ou une efficacité amoindrie de la sérotonine s'installe, on observera en contrepartie une amplification des systèmes facilitateurs. Cela se traduira par une hyperexcitabilité de certains systèmes neuronaux. Il semble bien que tel soit le cas en situation de migraine. Les zones sensorielles primaires du cortex cérébral (visuelle, auditive, olfactive) sont constamment maintenues dans un état d'hyperexcitabilité. Cette observation prouvée par de multiples méthodes électrophysiologiques (potentiels évoqués, stimulation transcrânienne par champs magnétiques et autres) expliquerait l'exacerbation et l'intolérance sensorielle, vécues chez les migraineux avec leur photophobie, sonophobie et osmophobie.

Cette hyperexcitabilité du cortex migraineux est présente d'une façon constante; toutefois, elle est amplifiée durant les jours ou les heures précédant l'installation d'une attaque migraineuse. Il semble aussi que cette hyperexcitabilité chez les migraineux s'exprime par leur incapacité d'inhiber des stimulations sensorielles répétitives, telles que les stimulations visuelles. Dans plusieurs cas, celles-ci peuvent contribuer au déclenchement d'une attaque migraineuse.

De l'hyperexcitabilité découle une hyperactivité des systèmes neuronaux impliqués, soit les systèmes neuronaux des cortex visuel, auditif et olfactif. Une telle hyperactivité de cette «circuiterie» neuronale ne peut être maintenue qu'à travers une activité neuronale augmentée.

Donc, les neurones ont besoin d'un apport énergétique accru pour maintenir une telle hyperactivité. Dans le cas contraire, ils cesseraient de fonctionner normalement; ils tomberaient en panne. Il semble qu'il y aurait au début de l'aura (phase de brillance visuelle de l'aura) une demande extrême en énergie pour satisfaire une hyperactivité neuronale maximale.

Il semble aussi qu'une telle demande en énergie ne puisse pas être comblée d'une façon satisfaisante, amenant le neurone à la défaillance (phase de vision embrouillée de l'aura). Cette incapacité de fournir des quantités adéquates d'énergie a été suggérée chez les migraineux lorsqu'on a mis en évidence une déficience de l'activité des mitochondries, ces organelles intracellulaires qui assurent un niveau normal d'énergie nécessaire au bon fonctionnement de la cellule nerveuse en agissant comme fournaise brûlant le combustible (glucose) en présence de l'oxygène. Cette défaillance neuronale correspondant à la phase de vision embrouillée de l'aura activera, au niveau du cortex, une cascade biochimique complexe qui, elle, sera responsable de la douleur à partir d'une sensibilisation des terminaisons nerveuses situées dans les méninges, surtout celles des vaisseaux sanguins méningés. Le cerveau doit trouver un moyen d'alerter l'ensemble de l'organisme de cette défaillance. Le seul mode d'alarme qu'il possède est de provoquer une sensation de douleur.

## 2. La douleur apparaît

On doit se rappeler que le cerveau en soi, lorsque blessé, ne peut donner un signal de détresse sous forme de douleur que par la sensibilisation des terminaisons nerveuses de ses enveloppes, les méninges. La douleur ressentie au moment d'une crise migraineuse émerge donc des méninges. Ces signaux de la douleur sont véhiculés vers des centres de réception de la douleur à la base du cerveau et, selon leur intensité, sont perçus comme tels et ressentis par le sujet. Ces centres de réception de la douleur à la base du cerveau sont dotés d'une «fonction filtre» qui n'accepte de laisser passer les signaux douloureux qu'à partir d'un certain seuil. C'est un système qui contribue à régler le seuil général de la douleur.

Il existe de plus en plus d'indications que cette «fonction filtre» chez les migraineux deviendrait, de façon relativement progressive, incompétente, surtout dans des situations d'attaques migraineuses à haute fréquence et sur une longue période. Cette incompétence progressive impliquerait aussi des circuits neuronaux où la sérotonine agit comme neurotransmetteur. La conséquence en serait de voir progressivement s'abaisser les seuils généraux de la douleur et de contribuer au développement de la migraine chronique, c'est-à-dire d'une migraine active plus de 15 jours par mois.

### 3. La douleur irradie

Ces centres de réception de la douleur à la base du cerveau reçoivent aussi d'autres informations émanant des structures péricrâniennes (autour du crâne), telles que le cuir chevelu, les muscles du cou et les tissus sous-cutanés de la face, du crâne et du cou. Si l'information douloureuse émanant des méninges est suffisante pour passer le filtre, les fibres nerveuses émanant des structures péricrâniennes seront sensibilisées, et le sujet pourra éprouver une douleur au cou, à la face et au cuir chevelu en même temps que sa douleur migraineuse.

Même le toucher superficiel de ces zones pourra être interprété comme une information douloureuse; c'est le phénomène de l'allodynie associée à

Le schéma ci-dessous résume l'essentiel des événements cérébraux.

## Mécanisme des céphalées

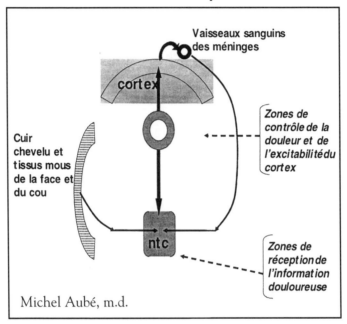

Vaisseaux sanguins des méninges

cortex

Cuir chevelu et tissus mous de la face et du cou

Zones de contrôle de la douleur et de l'excitabilité du cortex

ntc

Zones de réception de l'information douloureuse

Michel Aubé, m.d.

la migraine. D'un point de vue pratique, les migraineux rapportent très souvent une hypersensibilité de leur cuir chevelu au moment d'une attaque migraineuse (ils ne peuvent pas se peigner) et une hypersensibilité de la portion supérieure du cou du même côté que l'attaque migraineuse, ce qui a fait dire à plusieurs personnes que des facteurs cervicaux pourraient être à l'origine de la migraine.

Ce concept demeure toujours en suspens, non validé par la communauté scientifique internationale. Chez certains migraineux cependant, la mise en tension de la musculature du cou en contexte de stress pourrait contribuer à déclencher certaines de leurs attaques migraineuses, en quel cas la contribution du stress, beaucoup plus qu'une contribution primaire à partir d'un dérangement du cou, pourrait expliquer leurs migraines.

## Les événements vasculaires

Suivant les travaux originaux de Wolff dans les années 1950, la migraine a été considérée jusqu'à récemment comme une affection des vaisseaux sanguins du crâne et du cerveau. En effet, le chercheur avait observé en cours de crise migraineuse une dilatation des vaisseaux sanguins à la tempe de ses patients. Il avait aussi noté que l'administration d'ergotamine, alors médicament de choix pour le traitement de la migraine, s'accompagnait d'une perte de cette vasodilatation, puis d'une vasoconstriction subséquente et, enfin, de la disparition de la douleur migraineuse. La douleur migraineuse était donc associée à une dilatation des vaisseaux sanguins, donc une condition primaire propre à ces derniers. Wolff avait aussi conclu, en tentant d'expliquer les phénomènes liés à l'aura, qu'une vasoconstriction initiale des vaisseaux sanguins cérébraux était vraisemblablement responsable de la phénoménologie propre à l'aura. Donc que la

migraine débutait par des phénomènes de constric-
tion initiale des vaisseaux sanguins cérébraux, suivis
d'une dilatation réactionnelle accompagnée de douleur. Cette conception, malheureusement, perdure
parfois d'une façon très ancrée, même dans certains
cercles médicaux.

Comme nous l'avons expliqué plus haut, la
migraine est d'abord un phénomène qui trouve son
origine dans la substance du cerveau. L'apport sanguin
au cerveau est contrôlé par l'activité métabolique de
celui-ci à tout moment. Ainsi, dans le cerveau, si les
zones du langage s'activent, on pourra mesurer dans
ces mêmes zones une augmentation du débit sanguin
cérébral pour répondre à la demande énergétique. Le
débit sera augmenté selon l'activation du centre du
langage. De la même façon, lors du déroulement du
processus migraineux, au début de l'aura, et en parallèle avec l'augmentation de l'activité cérébrale dans
les zones visuelles du cerveau, on observera une augmentation du débit sanguin cérébral dans ces mêmes
zones (vasodilatation). Celle-ci sera suivie d'une
baisse du débit sanguin, en coïncidence avec la panne
cérébrale observée au cours de la phase négative de
l'aura (vasoconstriction). Le débit sanguin cérébral
augmentera par la suite vers des valeurs se situant au-
delà de celles servant de référence de base, possiblement pour compenser.

Les travaux d'Olesen ont permis de démontrer que la douleur migraineuse débutait déjà en phase de débit sanguin cérébral bas et qu'elle cessait avant même la fin de la phase de débit sanguin augmenté. Il devenait donc clair que la douleur migraineuse n'était pas liée de façon directe strictement à la vasodilatation sanguine et que d'autres mécanismes devaient être évoqués pour l'expliquer.

Comme nous l'avons mentionné plus haut, les vaisseaux sanguins du cerveau, et plus particulièrement les vaisseaux sanguins des méninges, sont entourés de terminaisons nerveuses. Lorsqu'elles sont activées, elles véhiculent l'information douloureuse jusqu'à la base du cerveau. Le travail de Moskovitz, principalement, a démontré que l'activation de ces terminaisons nerveuses s'accompagne d'une libération d'une série de petites protéines (CGRP, Neurokinine A, etc.) qui engendrent une inflammation des vaisseaux sanguins, ce qui coïncide avec l'apparition de la douleur migraineuse. Moskowitz a aussi prouvé qu'en bloquant certains récepteurs de ces terminaisons nerveuses, on pouvait prévenir l'inflammation et, de là, la douleur migraineuse. Ces récepteurs sont sensibles à la sérotonine. On avait effectivement démontré antérieurement que l'infusion de sérotonine pouvait faire avorter une crise migraineuse. Toutefois, cette infusion provoquait une série d'effets secondaires, rendant impraticable toute approche thérapeutique dans cette voie.

L'étude des récepteurs de la sérotonine répartis un peu partout dans le corps humain a permis d'en démontrer plusieurs sous-types. Ainsi, on a pu identifier des récepteurs spécifiques des vaisseaux sanguins, des méninges et de leurs terminaisons nerveuses; ce sont les récepteurs 5HT1B et 5HT1D. Les chimistes sont parvenus à synthétiser des molécules agissant spécifiquement sur ces récepteurs, bloquant de fait la réaction inflammatoire et prévenant l'apparition de la douleur migraineuse. Une nouvelle famille d'agents antimigraineux spécifiques, les triptans, dont l'usage s'est largement répandu en clinique dans le traitement de la migraine, était née.

Les modifications du calibre des vaisseaux sanguins du cerveau en cours d'attaque migraineuse sont donc la conséquence de la migraine et non sa cause. Il est connu cependant de longue date que ces modifications de calibre peuvent, dans des cas particuliers, entraîner chez les migraineux un risque accru de thrombose cérébrale. On parle ici des facteurs de risque de maladies cérébrovasculaires existants (hypertension artérielle, diabète, hypercholestérolémie, tabagisme, sédentarité, usage d'anovulants oraux).

Au fil des lignes précédentes, nous vous avons exposé l'évolution des concepts dans la compréhension de la migraine. Nous avons tenté de vous démontrer que la migraine est d'abord un phénomène provenant du cerveau, avec des changements vasculaires secondaires; c'est-à-dire où le système vasculaire cérébral répond aux besoins précis de cet organe à tout moment et transporte les signaux de détresse, donc la douleur, de concert avec les enveloppes du cerveau, les méninges.

## LA COMORBIDITÉ

En médecine, le terme comorbidité signifie que deux conditions pathologiques peuvent exister en même temps sans que l'une soit la cause de l'autre. Pourquoi parler de conditions associées en comorbidité dans le cas de la migraine? Simplement pour témoigner que la migraine constitue un dérangement biologique complexe, dont certaines facettes peuvent s'exprimer de façon différente. La connaissance des comorbidités permet d'enrichir le diagnostic des migraines et, surtout, de les reconnaître et de s'assurer qu'elles soient traitées. Les conditions comorbides à la migraine peuvent parfois restreindre l'éventail des traitements symptomatiques et préventifs. En effet, certains de ces traitements peuvent être contre-indiqués en présence de ces conditions.

Ainsi, on peut souffrir de migraines et d'**allergies** simultanément sans que, pour autant, l'allergie soit la cause de la migraine ou que la migraine soit la cause de l'allergie. Il existe vraisemblablement une cause biologique commune, inconnue à ce jour, qui pourrait expliquer la présence simultanée des deux maladies. Ceci est particulièrement remarquable en ce qui concerne les allergies. Une croyance populaire associe d'une façon causale la migraine aux allergies. Il est vrai que la migraine, comme les allergies, a tendance à se manifester davantage lors des changements de saison, mais la relation de cause à effet n'a jamais été validée.

La crise migraineuse s'associe souvent à une **congestion des sinus** avec écoulement nasal et larmoiement; au surplus, bien souvent la douleur migraineuse se localise dans la région du front. Une relation entre une atteinte des sinus comme cause de la migraine se forme donc aisément dans l'esprit de plusieurs personnes. Une étude récente, avec une cohorte de patients qui s'étaient autodiagnostiqués comme souffrant de mal de tête dû aux sinus, a clairement démontré, lors de l'analyse des symptômes qu'ils décrivaient, qu'il s'agissait dans plus de 90 % des cas de symptômes de la migraine sans aura, selon les critères diagnostiques habituels de cette forme de migraine.

**L'asthme**, bien souvent un pendant des allergies, est aussi une condition associée à la migraine. L'identification de cette condition comorbide permettra d'éviter la prescription d'agents préventifs de la migraine, tels que les bêta-bloqueurs, qui peuvent éveiller ou exacerber une condition asthmatique.

Les patients migraineux ont plus souvent que la moyenne une **tension artérielle** anormale. Ils peuvent avoir une tendance à la tension artérielle soit basse (hypotension), soit élevée (hypertension). La tendance à l'hypotension chez certains migraineux contribue vraisemblablement à leur tendance syncopale augmentée, c'est-à-dire à avoir des pertes de conscience bénignes en situation d'exposition à la chaleur, ou lors des changements rapides de position, ou encore lors de stress. D'autres migraineux, par contre, ont tendance à développer une hypertension artérielle, qui pourra accentuer la fréquence de leur migraine. Il faut bien se rappeler qu'une hypertension artérielle modérée en soi ne cause pas de céphalée, mais qu'elle peut contribuer à aggraver la condition migraineuse.

Les **troubles anxio-dépressifs** sont aussi des maladies fréquemment associées à la migraine. Chez les jeunes migraineux, l'incidence de phénomènes liés à l'anxiété (par exemple des crises de panique) est trois fois plus élevée que dans la population en général. Chez les migraineux un peu plus âgés, des états dépressifs se manifestent encore ici environ trois fois plus souvent que dans une population non migraineuse. Cependant, rappelons à nouveau que les états anxieux ou dépressifs **NE CAUSENT PAS** la migraine. Ils peuvent s'y associer et parfois l'aggraver, d'où l'importance de les rechercher et de les diagnostiquer, de façon à offrir au patient un traitement global de sa condition.

Divers **désordres digestifs** vont aussi se rencontrer plus souvent chez les migraineux que dans une population non affligée par la migraine. Parmi ceux-ci, mentionnons les ulcères d'estomac, les colites inflammatoires et le syndrome du côlon irritable. Cependant, ces affections digestives ne causent pas la migraine. Une croyance populaire tend à faire provenir du tube digestif les accès migraineux, d'autant plus que la migraine est souvent associée à des symptômes digestifs tels que la perte d'appétit, les nausées et les vomissements. Qui n'a pas entendu un migraineux dire que ses migraines étaient causées par un «foie paresseux»? La migraine ne trouve pas son origine dans le tube digestif; elle prend naissance dans le cerveau et a des répercussions sur la fonction du tube digestif.

Sur le plan **neurologique**, deux conditions comorbides à la migraine sont à signaler. Les risques d'accidents vasculaires cérébraux (AVC, autrefois appelés ACV) sont de deux à trois fois plus élevés chez les migraineux. Ceci renforce la nécessité pour les migraineux de bien surveiller les facteurs de risque des maladies vasculaires cérébrales et de les éliminer. Certaines formes d'épilepsie sont aussi plus facilement retrouvées chez les migraineux. L'épilepsie comme la migraine sont deux conditions où l'on remarque un état d'excitabilité anormale au cerveau. Toutefois, les mécanismes biologiques responsables de la parenté entre ces deux affections demeurent pour l'instant inconnus.

## LA QUESTION DE LA «PERSONNALITÉ MIGRAINEUSE»

Cette notion émane des écrits de Wolff, dans les années 1950. Il avait noté, parmi les gens qui le consultaient pour des problèmes de migraine sévère, une incidence accrue de symptômes d'apathie, de fatigue et d'anxiété. Il avait alors suggéré que ces manifestations pouvaient être propres à la personnalité des migraineux. Mentionnons en premier lieu que Wolff traitait un sous-groupe particulier de patients, qui n'était certainement pas représentatif de la population générale des migraineux. Au surplus, des études épidémiologiques ont clairement démontré qu'il n'existe pas de traits de personnalité spécifiques aux migraineux. À l'analyse plus détaillée, les symptômes décrits par Wolff correspondaient beaucoup plus à des symptômes anxiodépressifs qu'à des traits de personnalité. La notion de personnalité migraineuse comportait des éléments péjoratifs et souvent culpabilisants. Il n'existe donc pas de «personnalité migraineuse».

# Les facteurs déclenchants

L e caractère invalidant mais épisodique de la migraine constitue pour celui qui en est affligé une motivation certaine à vouloir rechercher quelque facteur qui puisse être responsable de son mal et par la suite l'éviter. Ainsi, plusieurs facteurs ont été identifiés et validés d'un point de vue épidémiologique: ce sont les facteurs déclenchants de la migraine. Il ne faut pas considérer ces divers facteurs comme la cause du mal, puisque le mal, comme nous l'avons vu, provient en premier lieu d'un état particulier du cerveau, spécifique au migraineux.

Pour comprendre le mécanisme d'action possible des facteurs de déclenchement, il faut se souvenir que, en migraine, le cerveau est essentiellement maintenu dans un état d'hyperexcitabilité. Dès lors, toute situation ou condition qui contribue à augmenter cet état pourra être susceptible de déclencher une attaque de migraine.

Les études épidémiologiques nous démontrent que des facteurs déclenchants peuvent être remarqués chez environ 30 % à 50 % des migraineux. Ces facteurs sont plus facilement présents chez les sujets à haute fréquence migraineuse et, contrairement à ce que l'on pourrait penser, ils constituent plus souvent des situations ou conditions personnelles que des éléments issus du milieu extérieur.

En ordre décroissant de prévalence dans la population, on reconnaît comme facteurs déclenchants: le stress, les règles, les modifications du cycle éveil-sommeil, les périodes de jeûne relatif ou absolu, le climat, finalement les facteurs alimentaires et les stimulations sensorielles excessives. Plusieurs de ces facteurs peuvent coexister chez la même personne, et il semble que la susceptibilité à un facteur déclenchant puisse augmenter la susceptibilité à d'autres facteurs déclenchants. Autant la migraine est une condition à fréquence variable, autant la susceptibilité aux facteurs déclenchants pourra être variable dans le temps.

## LE STRESS

C'est le facteur déclenchant le plus souvent rapporté. Le mécanisme biologique de son effet potentiellement négatif sur la migraine demeure inconnu. On doit se rappeler cependant que l'un des mécanismes évoqués dans la migraine implique une déficience des systèmes de conservation de l'énergie. Le stress pourrait donc agir en épuisant les réserves en énergie de l'organisme. Les stress quotidiens de la vie seraient plus facilement des déclencheurs que les stress exceptionnels (perte d'un être cher, séparation, etc.). On parlera donc d'une susceptibilité plus grande chez le migraineux à réagir au stress, et ce, non pas à cause de «troubles émotionnels».

Un phénomène particulier s'observe chez le migraineux: la migraine aura tendance à se déclencher au cours de la période de décompression. La migraine de fin de semaine est fréquemment observée. Elle peut être associée à la décompression et à des changements dans les habitudes de vie (comme se lever plus tard). Il faut reconnaître cependant que le café chez un bon nombre de migraineux peut être mis en cause. En effet, l'individu qui consomme une ou deux tasses de café au petit-déjeuner se retrouvera en sevrage relatif de caféine le samedi matin, s'il consomme plus tard qu'à l'habitude son «petit noir» matinal. L'une des premières recommandations au migraineux du week-end sera de cesser complètement la consommation de café pendant un mois ou deux et d'observer l'effet sur l'incidence de sa migraine. Certains loustics ont voulu attribuer la migraine de la fin de semaine à une augmentation de la densité d'exposition au conjoint, mais cela n'a pas été validé scientifiquement! Il n'y a pas lieu de changer de conjoint pour traiter le problème!

## LES MODIFICATIONS DU CYCLE ÉVEIL-SOMMEIL

Nous en avons glissé un mot à propos de la migraine du week-end. Il faut souligner que la migraine est très souvent liée au cycle circadien. On sait d'une part que plus de 48 % des attaques migraineuses surviennent au petit matin, tirant la personne de son sommeil. C'est d'ailleurs l'un des points qu'il faut extraire de l'histoire du migraineux, de façon à proposer une stratégie de traitement appropriée. En effet, lorsque la migraine réveille, elle est déjà établie depuis un bon bout de temps, et son traitement pourra être plus difficile.

D'une façon peut-être un peu paradoxale, on reconnaît d'autre part que le sommeil procure un effet bénéfique lors des attaques migraineuses survenant le jour. Alors, tout dérangement soutenu ou ponctuel du cycle éveil-sommeil pourra donc contribuer à déclencher une attaque migraineuse. C'est un phénomène courant et fréquemment observé chez des travailleurs soumis à des quarts de travail variables. L'incom-

préhension de l'employeur peut parfois poser problème.

On recommande donc au migraineux une
bonne hygiène du sommeil avec des heures fixes de
coucher et de lever, un lieu propice à la quiétude et
l'abstention de stimulants.

## LE JEÛNE ET LES FACTEURS ALIMENTAIRES

En comprenant que la migraine puisse par certains
aspects de ses mécanismes fondamentaux représenter
une crise énergétique du cerveau, il devient plus facile
de comprendre que le jeûne, soit relatif ou absolu,
puisse constituer un facteur déclenchant. La régu-
larité de l'apport alimentaire est essentielle chez les
migraineux. Sauter un repas se révèle bien souvent un
facteur déclenchant. Une étude récente, faite en
Israël, a démontré une augmentation nette de l'incidence de la migraine durant la période de Yom
Kippour.

Les facteurs alimentaires, bien que certains
soient nettement impliqués dans la genèse de certaines attaques migraineuses, sont recherchés ou
évoqués plus souvent qu'autrement. Il ne faut pas s'en
surprendre outre mesure, puisque les nausées et les
vomissements font partie des manifestations migraineuses. Dès lors, il n'y a qu'un pas à franchir pour
attribuer à une cause digestive l'origine de la

migraine. On observait d'ailleurs, il y a quelques années, que plusieurs des patients affligés du syndrome «postcholécystectomie» (après l'ablation de la vésicule biliaire) continuaient à souffrir de vomissements et de céphalées épisodiques, malgré l'ablation de cet organe. (On avait enlevé la vésicule biliaire à ces migraineux pour traiter ce qui était caractéristiquement des migraines!)

Des déclencheurs alimentaires sont présents chez environ 30 % à 40 % de la population des migraineux. Dans la plupart des cas, ils ont d'emblée été décrits par les sujets qui en étaient atteints. En effet, les déclencheurs alimentaires produiront leur effet en général quelques heures après l'exposition. Il ne faut pas rechercher dans la diète d'il y a trois jours un élément qui aurait pu déclencher la migraine d'aujourd'hui. Il faut cependant rechercher, peut-être dans les aliments en conserve d'apparence banale, la présence d'additifs (nitrites, glutamate monosodique, aspartame, sulfites) qui, eux, peuvent déclencher une attaque migraineuse. Certains aliments aussi peuvent contenir des amines biologiques déclencheurs de migraine. C'est le cas de la tyramine dans certains fromages et produits fermentés (vins et bières).

Le rôle du chocolat comme facteur déclenchant demeure quelque peu controversé. Il contient bien de la phényléthylamine et certains dérivés de la caféine, agents qui en soi peuvent probablement déclencher des migraines chez les sujets susceptibles. Cependant, une étude de Blau aurait tendance à démontrer que la consommation de chocolat pourrait n'être qu'une des manifestations du prodrome migraineux. Certains rechercheront des produits fort concentrés en sucre, encore là comme manifestation comportementale automatique pour contrer la crise en énergie du début de la migraine.

La caféine semble avoir un rôle négatif en migraine tant par son sevrage, même en petites quantités, comme c'est le cas parfois en migraine du week-end, que par son effet excitant. Il est donc recommandé aux migraineux actifs d'éviter la caféine sur une période minimale de trois mois, et de comparer la fréquence migraineuse avant et après l'intervention. La mesure précise d'un effet positif potentiel d'un retrait de la caféine ne peut se faire qu'à travers un calendrier des migraines.

## LE CLIMAT ET LES STIMULATIONS SENSORIELLES EXCESSIVES

De tout temps, les variations climatiques ont été associées à la variation de l'intensité et de l'expression même des symptômes dans plusieurs conditions chroniques, entre autres les maladies rhumatismales et la migraine. Plusieurs migraineux savent prédire une dépression atmosphérique.

Une étude récente de Becker, en Alberta, a pour une première fois démontré une relation entre l'arrivée du chinook, ce vent chaud et sec des montagnes Rocheuses, et la fréquence des migraines. Le mécanisme de cette relation demeure inconnu, sauf peut-être en ce qui concerne une modification de la luminosité ambiante; des facteurs tels que la température, la suspension d'ions dans l'atmosphère, l'humidité et la pression barométrique ont été éliminés.

La présence de stimulations nouvelles ne pourrait-elle pas être en cause? Il est en effet très bien connu qu'un bon pourcentage de migraineux, surtout parmi ceux affligés d'une haute fréquence migraineuse, demeurent très sensibles aux stimuli de l'environnement tels que la lumière, les bruits et certaines odeurs, qui peuvent déclencher chez eux des attaques.

## CONCLUSION

En conclusion de ce chapitre, on peut donc affirmer qu'il existe une variété de facteurs qui peuvent agir comme déclencheurs chez *certains* migraineux. Plusieurs migraineux ne reconnaissent pas de facteurs déclenchants spécifiques à leur migraine, et plusieurs attaques, même chez les sujets susceptibles aux facteurs déclenchants, peuvent survenir sans ces facteurs.

Les facteurs déclenchants ne sont pas la cause de la migraine. Certains d'entre eux sont faciles à détecter, d'autres ne pourront être découverts que par un calendrier des migraines. Certains peuvent être éliminés ou atténués, d'autres pas. La période menstruelle chez la femme est un autre facteur déclenchant dont nous traiterons dans le prochain chapitre.

# La migraine et la femme

D es études de population nous ont déjà indiqué que la migraine se manifestait nettement plus fréquemment chez la femme que chez l'homme, dans un rapport de 3 pour 1. Son incidence entre l'âge de 30 et 45 ans peut s'accroître jusqu'à 25 % ou 30 %. Bien que l'évolution de la migraine soit nettement influencée par le cycle de vie reproductive, ce serait un raccourci que de vouloir la relier uniquement aux cycles hormonaux féminins. D'autres facteurs, dont la plupart nous sont probablement inconnus, facilitent vraisemblablement l'expression de la condition migraineuse chez la femme lorsque la configuration génétique appropriée est présente. On sait, par exemple, que la répartition de la sérotonine de même que son taux de rétention par le cerveau sont différents chez la femme.

L'activité de la migraine suit en bonne partie, mais pas d'une façon exclusive, l'évolution historique du cycle reproductif. C'est à la puberté que la fréquence migraineuse chez la femme se différencie de celle de l'homme. Au surplus, la période menstruelle, la grossesse et la ménopause pourront avoir chacune à leur façon une influence sur l'expression clinique de la condition migraineuse.

Parmi les hormones impliquées dans la vie reproductive, les œstrogènes semblent jouer un rôle déterminant dans l'apparition des migraines. D'abord, il y a lieu de rappeler que les œstrogènes ont au niveau cérébral un effet antidouleur en augmentant les seuils de perception. Prenons, comme exemple de cet effet antidouleur, les douleurs liées à l'accouchement. Celles-ci, associées aux contractions utérines et à la dilatation de tissus extrêmement sensibles, seraient intolérables en d'autres circonstances, surtout lorsque les concentrations sanguines d'œstrogènes ne sont pas au maximum comme au moment de l'accouchement. Le seuil de la douleur fluctue donc en fonction de la quantité d'œstrogènes circulants, tout comme le seuil de la migraine. Plus les œstrogènes seront maintenus à de hauts taux stables, comme durant la grossesse, moins la migraine aura tendance à se manifester. La chute des œstrogènes, plus particulièrement si elle est rapide, comme en phase prémenstruelle, augmentera nettement la susceptibilité migraineuse au moment des menstruations. Il en est ainsi des fluctuations rapides en œstrogènes qui accompagnent la période de la préménopause, où la migraine aura aussi tendance à s'activer pour disparaître par la suite en ménopause, alors que les fluctuations œstrogéniques cessent.

## LA MIGRAINE ET LES MENSTRUATIONS

Ce lien entre la chute des œstrogènes et la migraine chez les femmes qui ont cette sensibilité est rencontré sous deux formes particulières. D'une manière générale, 60 % des femmes migraineuses ont des migraines en périodes menstruelles et intermenstruelles (la migraine menstruelle se définit comme débutant dans les deux jours précédant les menstruations et jusqu'à trois jours après le début). C'est le schéma le plus fréquemment observé. Seulement 10 % des femmes avec migraines menstruelles les connaîtront exclusivement en période menstruelle.

La migraine menstruelle a mauvaise réputation. D'un point de vue clinique, elle se manifeste avec les mêmes symptômes que sa consœur la migraine intermenstruelle, mais elle a tendance à être d'intensité plus marquée et de durée plus longue. Les principes de traitement de l'attaque aiguë de migraine menstruelle sont les mêmes que ceux de toute autre migraine. Les besoins en médicaments antimigraineux spécifiques, tels que les triptans, l'ergotamine ou la dihydroergotamine, sont plus évidents; et face à la durée d'action de ces médicaments, le traitement devra souvent être répété à une ou deux reprises durant l'attaque lorsque l'effet des premières doses s'estompe. C'est le phénomène de la récidive, qui se rencontre plus fréquemment lors de migraines de longue durée. À ne pas confondre: le terme récidive avec la céphalée de rebond, qui sera expliquée au chapitre du traitement.

Il faut se souvenir ici que les médicaments existants pour le traitement de la migraine contribuent à traiter uniquement les symptômes. Ainsi, si une attaque migraineuse présente une durée habituelle de 48 heures et répond bien au traitement initial qui est institué, les symptômes auront tendance à réapparaître lorsque les concentrations de médicaments auront diminué dans le sang, et une deuxième dose deviendra peut-être nécessaire.

En migraine menstruelle, puisqu'elle est plus facilement prévisible, il est possible aussi d'envisager dans certaines circonstances un traitement préventif ponctuel, qui débutera trois jours avant la date présumée des menstruations et qui s'étendra sur une période de 7 à 10 jours selon la durée habituelle des menstruations. Plusieurs protocoles de prévention ponctuelle ont été validés, les uns utilisant des anti-inflammatoires non stéroïdiens (AINS), les autres des antimigraineux spécifiques, et finalement certains utilisant une hormonothérapie de remplacement dans une perspective de freiner la chute des œstrogènes.

| Traitement de la migraine menstruelle Exemples de traitements ponctuels | |
|---|---|
| AINS | Naproxen, 500 mg deux fois par jour |
| | Acide méfénamique, 250 mg trois fois par jour |
| Antimigraineux spécifiques | Ergotamine, 1 mg deux fois par jour |
| | Naratriptan, 1 mg deux fois par jour |
| | Sumatriptan, 25 mg deux fois par jour |
| Hormonothérapie | Estradiol gel, 1,5 g une fois par jour |
| | Estradiol timbre, 100 μg tous les trois jours |

## LA MIGRAINE ET LES ANOVULANTS

Première question: les anovulants peuvent-ils induire des céphalées ou des migraines? L'expérience initiale à la suite de l'introduction des anovulants a démontré une augmentation de l'incidence des céphalées chez les femmes qui les utilisaient. À partir de ces observations, cependant, il est difficile de déterminer si les céphalées observées étaient de type migraine, mais il est probable que la majorité l'était. L'incidence était de l'ordre de 10 %. Avec la réduction des concentrations en œstrogènes contenues dans les anovulants, on a vu diminuer l'incidence des céphalées liées à l'utilisation des anovulants. L'incidence des céphalées secondaires aux anovulants serait de moins de 2 % avec les anovulants dosés à 20 µg (20 microgrammes) d'œstrogènes. Lorsque les anovulants sont responsables des migraines, celles-ci apparaissent la plupart du temps dans les six premiers cycles de la prise des anovulants. Il est plus difficile de blâmer les anovulants pour des migraines qui apparaissent après deux ans d'utilisation, mais si tel est le cas, on peut toujours faire l'essai de les cesser et d'évaluer par la suite s'il y a changement ou non de la fréquence migraineuse.

Chez les femmes migraineuses, en général la prise d'anovulants ne change rien à la fréquence ou à l'intensité des migraines. Cependant, plusieurs femmes remarqueront une aggravation de leur condition durant les sept jours sans œstrogènes. Une tendance nouvelle consiste à utiliser les anovulants d'une façon continue sur plusieurs mois avec retour occasionnel à une utilisation discontinue. Ce protocole de traitement, bien qu'il ne semble pas causer d'inconvénients majeurs et qu'il contribue à supprimer la migraine associée au retrait hormonal, n'a cependant pas subi l'épreuve du temps.

Certaines femmes verront nettement s'aggraver leur migraine, qui deviendra plus fréquente, plus intense et qui pourra même se transformer de migraine sans aura en migraine avec aura. Dans de tels cas, il faut sérieusement reconsidérer l'indication des anovulants et agir: les cesser si une aura est apparue, utiliser des préparations contenant des doses plus réduites en œstrogènes si la fréquence et l'intensité ont augmenté. Un suivi serré s'impose.

Si les œstrogènes deviennent définitivement contre-indiqués comme anovulants et qu'une méthode contraceptive par hormonothérapie est toujours recherchée, l'utilisation de progestagènes (Depoprovera™) pourra être considérée. Il faut toutefois être bien informée que cette méthode pourrait donner lieu à des effets secondaires liés à l'utilisation exogène (due à des facteurs étrangers) de progestérone. La progestérone en association avec la migraine chez les femmes de moins de 45 ans n'est pas liée à un risque accru d'accidents vasculaires cérébraux (AVC), comme le sont les œstrogènes. C'est ce que nous allons maintenant aborder.

La migraine est associée à un risque augmenté d'AVC. Le risque est d'environ trois fois plus élevé chez la migraineuse avant l'âge de 45 ans dans un cas de migraine sans aura et de six fois plus élevé dans le cas de migraine avec aura. Ce risque varie avec l'âge dans la population générale non migraineuse. Ainsi, il est de 2/100 000 entre l'âge de 25 et 30 ans; il croît à 10/100 000 à l'âge de 40 à 45 ans. Le risque d'AVC chez la femme porteuse de migraine sans aura serait donc, à 25 ans et à 40 ans, de 6/100 000 et de 30/100 000 respectivement, et dans le cas de migraine avec aura, de 12/100 000 et de 60/100 000. Il n'existe toutefois aucune évidence que la migraine est associée à une incidence augmentée de risque d'AVC après l'âge de 45 ans. L'exposition aux anovulants majore à nouveau ce risque, plus particulièrement en situation de migraine avec aura. Le tableau ci-contre en donne un aperçu.

## Risques d'AVC chez la femme migraineuse
(en fonction de l'âge, du type de migraine
et de l'utilisation d'anovulants)

| Type de population | Incidence | Multiplicateur |
|---|---|---|
| Femmes de 25 à 30 ans *sans* migraine | 2 sur 100 000 | 1 |
| Femmes de 40 à 45 ans *sans* migraine | 10 sur 100 000 | 5 |
| Femmes de 25 à 30 ans avec migraine *sans aura* | 6 sur 100 000 | 3 |
| Femmes de 25 à 30 ans avec migraine *sans aura* qui prennent des anovulants | 12 sur 100 000 | 6 |
| Femmes de 25 à 30 ans avec migraine *avec aura* | 12 sur 100 000 | 6 |
| Femmes de 25 à 30 ans avec migraine *avec aura* qui prennent des anovulants | 24 sur 100 000 | 12 |

S'il convient d'être prudent avant de prescrire des anovulants à de jeunes femmes migraineuses, il faut aussi les informer que le tabagisme *sans* prise d'anovulants multiplie par 10 le risque d'AVC.

## LA MIGRAINE ET LA GROSSESSE

Ma grand-mère disait déjà à ma mère: «Si tu veux arrêter tes migraines, ma fille, tombe enceinte!» En effet, la femme migraineuse, surtout celle qui présente des migraines menstruelles, peut, dans une proportion de 60 % à 70 %, voir sa condition s'améliorer, surtout au cours des deuxième et troisième trimestres de la grossesse. La migraine, cependant, à l'occasion de la chute brutale des œstrogènes lors de l'accouchement, peut rapidement réapparaître, parfois même très tôt après l'accouchement. Entre 4 % et 8 % des femmes voient au contraire leurs migraines s'accroître avec la grossesse. Enfin, 10 % des femmes qui ont été symptomatiques de migraine durant leur grossesse l'auront été pour la première fois et, dans la majorité des cas, auront développé une migraine avec aura. En effet, contrairement à ce qui est observé lors de la chute des œstrogènes pendant les menstruations, alors que les migraines ne sont à peu près jamais avec aura, un milieu de concentration très élevée en œstrogènes, comme lors de la grossesse, favoriserait le développement préférentiel de migraines avec aura. Il semblerait que les œstrogènes à haute dose puissent augmenter l'excitabilité du cerveau. Mais la migraine en temps de grossesse, il faut le souligner, n'est pas un facteur de risque pour la grossesse elle-même (toxémie, travail anormal, etc.) ou le fœtus (avortement, malformations congénitales). Si la migraine survient en cours de grossesse, il convient par mesure de prudence de limiter les traitements, et autant que faire se peut, à des thérapies non pharmacologiques. Si une intervention pharmacologique devient indiquée, certaines formulations telles que l'acétaminophène ou la codéine peuvent être utilisées. Un traitement préventif est rarement indiqué en cours de grossesse mais, s'il y a lieu, le propranolol et l'amityptiline peuvent être utilisés en toute sécurité. Ces traitements devront cependant être cessés au moins deux semaines avant la date prévue de l'accouchement.

## LA MIGRAINE ET LA MÉNOPAUSE

La ménopause naturelle améliorera le sort d'environ les deux tiers des femmes migraineuses; une partie d'entre elles verront même leurs migraines disparaître complètement. La migraine persistera cependant d'une façon quasi inchangée chez environ 10 % des femmes migraineuses, et ce, indépendamment d'une exposition à une hormonothérapie de remplacement. Une ménopause chirurgicale pourra aggraver la migraine. En période de préménopause, les migraines peuvent souvent s'aggraver en raison des fluctuations rapides et imprévisibles des niveaux d'œstrogènes sanguins.

Nous ne discuterons pas ici des indications et contre-indications de l'hormonothérapie de remplacement en ménopause, thérapie qui, selon des études récentes, n'aurait pas contribué à procurer tous les effets bénéfiques escomptés et qui, au surplus, pourrait contribuer à augmenter légèrement le risque de certaines maladies. Il existe quand même toujours de bonnes raisons d'utiliser ce genre de traitement lorsque le contexte est bien analysé en fonction des bénéfices retirés. Si une migraineuse décide d'entamer une hormonothérapie de remplacement, sa migraine pourra en être influencée. En phase de préménopause, une fréquence augmentée de migraines pourra être réduite en normalisant les fluctuations en œstrogènes par l'hormonothérapie. En période ménopausique toutefois, le même traitement pourra accentuer la tendance migraineuse, plus particulièrement si des œstrogènes conjugués sont utilisés, et surtout d'une façon discontinue, au cours du mois. On voudra donc favoriser, dans la mesure du possible, un traitement selon un protocole de prise continue, préférablement d'œstrogènes synthétiques, et ce, par voie transdermique, sous forme de gel ou de timbre. Si la voie orale est utilisée, la prise de la dose totale recommandée en deux prises équivalentes est suggérée, là encore pour minimiser les fluctuations trop importantes d'œstrogènes sanguins.

Finalement, bien que l'hormonothérapie de remplacement ait été récemment associée à un risque légèrement augmenté d'AVC, il n'existe aucune évidence que ce risque serait d'autant majoré chez la femme migraineuse, comme il l'est avant l'âge de 45 ans.

# Le traitement

Nous l'avons évoqué à quelques reprises au cours des chapitres précédents: la migraine est une maladie à manifestations le plus souvent épisodiques. Toutefois, chez environ 20 % des sujets qui en sont affligés, cela peut évoluer vers un mode chronique où les symptômes sont présents plus de 15 jours par mois. Bien qu'il soit possible d'améliorer grandement et souvent de façon très significative la condition du migraineux, il n'existe aucun traitement définitif de la migraine qui permette de l'éradiquer d'une façon permanente. Une fois le diagnostic posé selon les critères établis par l'International Headache Society, et avant de penser à appliquer un plan de traitement, il y a lieu, dans un premier temps, de définir avec plus de précisions les paramètres de la migraine chez la personne qui en souffre.

## CONNAÎTRE L'ENNEMI

Quand vous irez parler de vos migraines à un médecin, la personne qui connaît le mieux votre migraine est... vous-même. Le médecin devra vous demander combien de fois, de quelle intensité, combien de temps ça dure, etc., ce qui lui permettra d'adapter une proposition de traitement à votre condition particulière. Seulement vous savez combien de migraines vous avez eues au cours des trois derniers mois, quelle était leur intensité, etc. Ou plutôt, devrait-on préciser, c'est vous qui *devriez* le savoir. Car il semble que, chez les migraineux, la mémoire est une faculté qui oublie facilement. Selon une étude, plus de la moitié des migraineux auraient tendance à sous-évaluer leurs symptômes. Par exemple, une personne décrira ses migraines comme étant d'intensité légère à modérée. En la questionnant plus à fond, la même personne admettra qu'elle a dû s'absenter du travail à trois reprises au cours de ses trois dernières migraines, ce qui correspond tout à fait à une migraine d'intensité sévère. Il semble que le soulagement ressenti après une crise migraineuse soit tel que la personne *oublie* la sévérité, la durée et le processus de la dernière attaque. De façon à optimiser le traitement, il est primordial que tout migraineux qui appelle à l'aide puisse fournir les renseignements les plus précis possible quant à sa condition. Il pourra le faire en remplissant son calendrier des migraines.

**Le calendrier des migraines**
(voir *Annexe 1*)

Vos migraines diffèrent fort probablement de celles des autres personnes par leur fréquence, leur intensité et leur déroulement. Pour connaître le profil qui est propre à vos migraines, vous disposez d'un meilleur et d'un pire ami. Votre pire ami: votre mémoire; votre meilleur: un crayon et une feuille de papier. En fait, l'ami fidèle sera votre calendrier des migraines. C'est le seul sur lequel vous pourrez compter quand, finalement, vous vous serez convaincu d'aller consulter votre médecin. Qu'est-ce que l'on trouve dans le calendrier des migraines?

## La date

Vous cocherez tous les jours où la migraine est présente. Si vous êtes de sexe féminin, les jours de vos menstruations seront encerclés, puisque le cycle menstruel chez plus de la moitié des femmes permet l'éclosion de la migraine.

## L'intensité de votre attaque

Nous classons les migraines et autres céphalées selon trois degrés d'intensité.

• Une *attaque d'intensité légère* vous incommode, mais elle ne vous empêche pas d'exercer toutes vos activités normales.

• Une *attaque d'intensité modérée* est plus intense et vous empêche d'effectuer certaines de vos activités normales, surtout celles à caractère intellectuel ou qui requièrent un effort physique particulier.

• Une *attaque d'intensité sévère* vous empêchera d'accomplir toute activité; vous serez bien souvent cloué à votre lit dans l'obscurité de votre chambre.

• On définit aussi comme *attaque d'intensité ultrasévère* une attaque sévère qui se poursuit au-delà de 72 heures; c'est l'état de «mal migraineux» ou de *status migrainosus*.

### Les médicaments utilisés et le soulagement obtenu

Comment avez-vous traité cette attaque migraineuse?
Avez-vous pris des médicaments? combien? lesquels?
Quel soulagement en avez-vous ressenti?

### Les facteurs déclenchants

Avez-vous distingué un déclencheur (sommeil, alimentation, stress, etc.)?

### Le déroulement de votre migraine

Il est aussi utile de définir, en plus de sa durée, fréquence, etc., la structure particulière de votre attaque migraineuse. La céphalée atteint-elle rapidement son maximum ou s'installe-t-elle graduellement? Les nausées et vomissements sont-ils présents précocement ou tardivement dans l'attaque migraineuse?

Ces informations permettront à votre médecin de choisir pour vous le traitement d'attaque le plus approprié. Ainsi, dans le cas d'une migraine où la douleur maximale s'installe rapidement avec nausées précoces, il sera tout à fait approprié d'utiliser un traitement rapidement absorbé et, s'il y a lieu, qui évitera la voie orale d'administration.

**Prudence dans l'autotraitement**

Plus de la moitié des personnes souffrant de migraines tentent de s'autotraiter. Ici, gare aux effets pervers possibles! Dans bien des cas, la personne qui s'automédicamente ne bénéficiera vraisemblablement pas d'un traitement efficace. Elle aura tendance à augmenter les quantités de médicaments ingérés et à les utiliser de plus en plus souvent, même de façon quasi journalière. On pourra voir alors s'installer un phénomène unique à la migraine: la céphalée d'origine médicamenteuse, dite de rebond. La céphalée d'origine médicamenteuse est caractérisée par la présence de céphalées plus de 15 jours par mois, dans un contexte d'utilisation de médicaments d'une façon constante sur une période de trois mois ou plus.

Tous les médicaments antimigraineux — tant les non-spécifiques, comme les analgésiques, que les spécifiques, comme l'ergotamine et les triptans — pourront induire une céphalée d'origine médicamenteuse. L'ergotamine, les triptans, les opiacés et les médicaments combinés contenant de la codéine (Fiorinal®, Empracet®) seront associés au développement d'une céphalée d'origine médicamenteuse s'ils sont utilisés plus de 10 jours par mois; les analgésiques simples le seront après une utilisation de plus de 15 jours par mois. À noter ici que ce qui importe n'est pas tellement la quantité que la fréquence d'utilisation.

Par exemple, prenons le cas d'une personne qui, une fois par mois, souffre d'une migraine de quatre jours. Elle se traite chaque jour avec six comprimés de 200 mg d'ibuprofène. À la fin des quatre jours, elle a consommé 24 comprimés, mais ce, uniquement quatre jours par mois. Cette personne n'est pas à risque de céphalée d'origine médicamenteuse.

La céphalée d'origine médicamenteuse constitue un problème de santé publique non négligeable. On estime en effet à 4 % l'incidence des céphalées chroniques quotidiennes dans la population, et parmi ces 4 %, la moitié serait secondaire à l'utilisation trop fréquente de médicaments contre les maux de tête. Le Canada est d'ailleurs l'un des rares pays où la codéine dosée à 8 mg est toujours en vente libre au comptoir des pharmaciens. À cause de ce problème de santé publique, certains pays, comme l'Allemagne, ont éliminé de leur formulaire les médicaments composés d'aspirine, de codéine et de butalbital, un barbiturique qui, lui aussi, contribue à la céphalée d'origine médicamenteuse.

Dans ses manifestations cliniques, la céphalée d'origine médicamenteuse est donc une céphalée chronique, survenant le plus souvent dans un contexte de migraine antérieure, se manifestant par des symptômes de migraine souvent atténués. Elle est présente le matin au réveil, elle est soulagée *partiellement* par l'utilisation du médicament habituel, elle reviendra quelques heures plus tard et une autre dose du médicament habituel sera consommée, et ce, à répétition jusqu'au coucher.

La céphalée d'origine médicamenteuse est réfractaire aux autres médicaments, incluant ceux préventifs de la migraine. Elle est à suspecter en cas de céphalée quotidienne chronique; elle sera prouvée si la céphalée quotidienne disparaît au cours des deux mois suivant le sevrage du médicament habituel.

Il n'en demeure pas moins que de 40 % à 50 % des patients affligés de céphalée quotidienne chronique dans un contexte d'usage fréquent de médicaments ne répondront pas au sevrage en retrouvant une fréquence diminuée de céphalées. On parlera alors de migraine chronique, une forme évolutive de la migraine qui, avec le temps, survient chez environ 20 % des migraineux. Ici, la cause de la migraine chronique n'est pas d'origine médicamenteuse, mais bien primaire. Un dépôt anormal de fer a été observé chez ces patients dans les zones du cerveau modulant la perception de la douleur. Un dépôt de fer témoigne habituellement d'un défaut de fonctionnement cellulaire et signale une dégénérescence de certains neurones.

## LE TRAITEMENT COMME TEL

La stratégie de traitement sera centrée d'abord sur la détermination des facteurs déclenchants et, dans la mesure du possible, de leur élimination. Blau a bien démontré, dans une étude clinique, que l'élimination de facteurs déclenchants pouvait réduire de près de 50 % la fréquence des attaques migraineuses. C'est une vision peut-être quelque peu optimiste, mais qu'il ne faut pas négliger. Une fois les facteurs déclenchants sous contrôle et le profil particulier de la migraine d'un individu bien cerné, de multiples approches à la fois pharmacologiques et non pharmacologiques ont été validées. Au chapitre du traitement pharmacologique, on distingue le traitement de la crise aiguë (traitement symptomatique) et le traitement préventif (traitement prophylactique).

### Le traitement de la crise aiguë
**Un traitement précoce et adapté
à l'intensité de la crise migraineuse**
Les traitements seront proposés en fonction du degré d'invalidité causé par les migraines. En dehors du moyen de choix que constitue le calendrier des maux de tête, le médecin possède d'autres outils pour en jauger l'intensité. Lors du questionnaire médical, il

pourra vous demander, par exemple, si au cours des trois derniers mois vous avez dû vous absenter du travail à cause de vos migraines. Certains tests, dont nous reproduisons la teneur, peuvent aussi fournir des indications sur l'étendue de l'incapacité liée à la migraine (voir *Annexe 2: tests MIDAS et HIT-6*) et dès lors dicter les besoins en traitement. En général, les statistiques nous indiquent que, sur 100 crises migraineuses, de 20 à 30 seront d'intensité légère, et de 70 à 80, d'intensité modérée à sévère, nécessitant donc un traitement plus spécifique. Jusqu'à récemment, la recommandation aux patients en était une de traitement par étapes, selon l'évolution de l'intensité de la douleur au cours de la crise. Ainsi, au début, le patient pouvait prendre des médicaments comme l'acide acétylsalicylique (AAS), l'acétaminophène ou l'ibuprophène. Si la migraine persistait et/ou s'amplifiait, on passait aux antimigraineux spécifiques tels que l'ergotamine, la dihydroergotamine ou encore les triptans. Avec ce modèle, environ la moitié des migraineux seulement obtenaient un soulagement efficace. Il va sans dire qu'avec une stratégie de traitement si peu efficace, la conséquence était bien souvent pour les patients l'abandon de la consultation médicale et l'évolution vers l'autotraitement avec risque de céphalée d'origine médicamenteuse.

La stratégie couramment recommandée préconise un traitement selon les besoins perçus en fonction de l'invalidité liée à la migraine, donc, dans la plupart des cas, un recours plus immédiat aux antimigraineux spécifiques comme traitement de l'attaque. Ce traitement selon les besoins améliore nettement la qualité de vie et réduit considérablement les coûts indirects liés à une crise migraineuse lorsqu'on calcule la perte de productivité. Cette réduction des coûts compense largement celui parfois élevé de certains antimigraineux spécifiques tels que les triptans. L'expérience acquise dans le traitement des crises migraineuses nous enseigne aussi que, en plus du traitement selon les besoins, le traitement précoce de la crise migraineuse améliore d'autant son efficacité, parfois même jusqu'à 50 %. Bien peu de traitements seront efficaces lorsque pris trois ou quatre heures après le déclenchement d'une crise migraineuse.

## Que traitons-nous au moment de la crise migraineuse?

Il faut bien comprendre que tout l'arsenal thérapeutique dont nous disposons ne s'attaque qu'aux symptômes de la migraine. En d'autres termes, les médicaments n'effacent pas le processus biologique responsable de la migraine; ils ne font qu'en contrôler les symptômes d'appel tels que la douleur, la nausée et les vomissements, la photophobie, la sonophobie et l'osmophobie.

Si, par exemple, vos migraines, lorsque non traitées, durent habituellement 36 heures, et si vous prenez un médicament dont l'action s'étend sur 12 heures, il est probable que vos symptômes réapparaissent dès que l'effet du médicament est terminé. C'est ce qu'on appelle la récidive. Il ne s'agit pas d'une nouvelle migraine, mais de la même dont les symptômes reviennent, car sa durée excède la durée d'efficacité du médicament. Vous devrez prendre alors une deuxième dose du médicament. Ou encore opter pour des traitements qui diminuent les possibilités de récidive, soit en utilisant des médicaments à plus longue durée d'action, soit en combinant le médicament antimigraineux spécifique à un anti-inflammatoire non stéroïdien. Le traitement précoce contribuera aussi à diminuer la récidive.

## L'allodynie, un nouveau concept et ses répercussions sur le traitement

L'allodynie est un phénomène dont souffrent plusieurs migraineux et qui a été démontré par les travaux de Burstein, à Boston. Il s'agit d'une interprétation comme douleur d'un stimulus habituellement non douloureux. Par exemple, certains migraineux pourront ressentir une sensibilité accrue au cuir chevelu ou dans la région des muscles du cou du côté de leur migraine. Le toucher, même très léger, de ces régions sera désagréable et ressenti comme une douleur.

L'allodynie est présente chez environ 80 % des migraineux, et elle se manifeste de deux à quatre heures après le début de la crise. La présence d'allodynie influe sur l'efficacité des triptans. Donc, en plus du traitement selon les besoins et du traitement précoce, il faut maintenant considérer le phénomène d'allodynie dans les soins de la migraine. En effet, la présence précoce d'allodynie rendra moins efficace le traitement spécifique de la migraine avec un triptan, même en utilisation très précoce. Dans de tels cas, le recours à l'ergotamine ou à la dihydroergotamine pourrait constituer une thérapeutique efficace, même en présence d'allodynie.

**Quels médicaments utiliser?**
Le traitement médicamenteux de la crise migraineuse pourra être optimisé en fonction des principes dont nous avons discuté. Tout médicament s'accompagne de son lot d'effets secondaires potentiels, la plupart du temps avec une incidence acceptable. Les effets secondaires reconnus d'un médicament ne sont pas une garantie de leur survenue obligatoire, puisque autrement une grande portion des médicaments à notre disposition aurait été depuis longtemps retirée du marché. Dans la majorité des cas, ils ne constituent pas un facteur limitant significatif dans le traitement des migraines, puisque la majorité des patients accepteront la présence de certains effets secondaires au profit d'un soulagement approprié.

D'autre part, l'apparition d'effets secondaires chez une personne en particulier demeure souvent imprévisible et selon une susceptibilité individuelle méconnue. Il existe toutefois des contre-indications à l'utilisation de certains médicaments dans des contextes particuliers. Par exemple, l'association d'anti-inflammatoires aux anticoagulants, ou encore la prescription d'un triptan à un patient souffrant d'angine de poitrine.

La douleur migraineuse est générée à la suite de la mise en place d'un processus inflammatoire des vaisseaux méningés, secondaire à la libération d'une variété de molécules pro-inflammatoires aux terminaisons nerveuses qui s'aboutent à ces vaisseaux. En conséquence, on pourra limiter l'activité du processus inflammatoire, donc de la douleur, en utilisant des médicaments aux propriétés analgésiques et anti-inflammatoires tels que l'AAS, l'acétaminophène et les anti-inflammatoires non stéroïdiens (ibuprofène, naproxène, acide méfénamique). D'une façon plus précise, on pourra aussi bloquer la libération de ces molécules pro-inflammatoires en employant des médicaments particuliers tels que l'ergotamine, la dihydroergotamine et les triptans; ce sont les antimigraineux dits spécifiques.

Nous vous présentons ici, à titre indicatif, un tableau des médicaments utilisés dans le traitement de la crise migraineuse, avec leur place en fonction des besoins en traitement, leur dose efficace et leurs principaux effets secondaires.

## Médicaments pour traiter la crise migraineuse

| Besoins en traitement | Médicaments | Dosage efficace | Effets secondaires les plus fréquents |
|---|---|---|---|
| LÉGERS Attaques d'intensité légère | ASA | 650-1300 mg toutes les 4 heures x 2 | Troubles gastriques |
| | Ibuprofène | 400-800 mg toutes les 6 heures x 2 | Troubles gastriques |
| | Naproxène | 275-550 mg toutes les 2 à 6 heures | Troubles gastriques |
| | Acétaminophène | 650-1300 mg toutes les 4 heures x 2 | Troubles gastriques |
| MODÉRÉS Attaques d'intensité modérée | *Les combinés* Acétaminophène + codéine AAS + codéine + caféine AAS + butalbital + codéine | Doses selon la formulation | Somnolence, accoutumance, ralentissement. |

| | | |
|---|---|---|
| *Les spécifiques*<br>Ergotamine | 1-2 mg à<br>l'heure x 3<br>1 mg en suppl.<br>x 3 par 24 heures | Douleurs<br>thoraciques,<br>picotements,<br>nausées. |
| Dihydroergotamine | 0,5-1 mg<br>sous-cutané,<br>intramusculaire<br>ou intraveineux<br>(max. 4 mg/<br>24 heures)<br>4 mg vaporisation<br>nasale (max. 8 mg/<br>24 heures) | Douleurs<br>thoraciques,<br>picotements,<br>nausées. |
| *Les triptans*<br>Sumatriptan (Imitrex®) | 50-100 mg po<br>x 2/24 heures<br>6 mg sc.<br>x 2/24 heures<br>20 mg<br>vaporisation<br>nasale<br>x 2/24 heures | Les effets<br>secondaires<br>des triptans<br>sont<br>identiques<br>d'un triptan à<br>l'autre; leur<br>incidence<br>diffère<br>cependant.<br>Elle est moins<br>élevée avec le<br>naratriptan et<br>l'almotriptan. |

| | | | |
|---|---|---|---|
| | Naratriptan (Amerge®) | 2,5 mg (max. 5 mg/24 heures) | Pression thoracique, picotements. |
| | Zolmitriptan (Zomig®) | 2,5 mg (max. 5 mg/24 heures) | |
| | Rizatriptan (Maxalt®) | 10 mg (max. 20 mg/24 heures) | |
| | Almotriptan (Axert®) | 12,5 mg (max. 25 mg/24 heures) | |
| ÉLEVÉS Attaques d'intensité sévère | *Ici, seuls les spécifiques sont indiqués.* En cas d'intolérance ou de contre-indication aux médicaments spécifiques, les analgésiques majeurs ou certaines phénothiazines pourraient être utilisées (chlorpromazine, prochlopérazine, dropéridol). | | |

## Quelle formulation choisir?

En dernière analyse, le traitement symptomatique de la migraine, une fois les principes de base appliqués, procède par l'épreuve de l'essai et de l'erreur. Le meilleur traitement pour un patient sera celui auquel il répond le plus favorablement et avec le plus de constance. Selon des études conduites par Lipton, les patients en général rechercheront un soulagement rapide et complet de la douleur, sans récidive et aussi efficace d'une attaque à l'autre. Dans ces conditions, ils se préoccuperont moins des effets secondaires, à moins que ceux-ci ne soient intolérables, ou encore de la voie d'administration du médicament.

### Le traitement préventif

Selon le consensus canadien ou américain, l'indication d'un traitement pharmacologique préventif de la migraine existe:

- lorsqu'un migraineux présente trois attaques ou plus par mois mal contrôlées par le traitement symptomatique;
- lorsqu'il doit se traiter de quelque façon que ce soit, plus de deux à trois fois par semaine;
- lorsque le calendrier des migraines démontre une forme accélérée d'attaques;
- lorsque la migraine diminue de façon marquée sa qualité de vie.

Le but du traitement préventif de la migraine consiste à réduire la fréquence des attaques migraineuses et, possiblement, leur intensité. Le rôle du traitement préventif de la migraine dans la prévention de la migraine chronique n'est pas établi.

Le traitement préventif de la migraine demande la prise quotidienne de médicaments. Pour juger de l'efficacité d'un agent de prévention, l'essai de traitement doit s'étendre sur une période minimale de trois mois. Les médicaments préventifs sont en effet rarement efficaces au cours du premier mois d'utilisation. Lorsqu'un agent préventif est bien toléré et jugé efficace après trois mois d'utilisation, il aura apporté une réduction d'au moins 50 % de la fréquence des attaques migraineuses.

Si le traitement est efficace, il doit être maintenu sur une période de 6 à 12 mois. En effet, après cette période, environ 25 % à 30 % des patients traités maintiendront une fréquence réduite sans devoir recourir à un agent prophylactique. Ce phénomène s'explique par la variabilité intrinsèque de la migraine et, bien souvent, par les changements qu'apportent les migraineux à leurs habitudes de vie lorsqu'ils décident de prendre en main le traitement de leur migraine.

**Les classes de médicaments préventifs**
Plusieurs classes de médicaments ont été utilisées dans

le traitement préventif de la migraine; la plupart des médicaments étaient originellement destinés à d'autres fins, telles que le traitement de la dépression, de l'hypertension artérielle et de l'épilepsie. Si votre médecin a oublié de vous le mentionner, il ne faudrait pas vous surprendre que le pharmacien le fasse, surtout lorsque le médicament prescrit est un antidépresseur, un bêta-bloqueur ou un antiépileptique.

Les **antidépresseurs** de première génération, aussi appelés tricycliques, ont à faible dose un effet antidouleur et antimigraine, indépendamment de leur effet antidépresseur.

Les **bêta-bloqueurs** et les antiépileptiques réduisent l'excitabilité cérébrale qui, comme nous l'avons vu, est accentuée en migraine.

Certains **bloqueurs calciques** utilisés dans le traitement de l'hypertension artérielle et de l'angine de poitrine pourront aussi vous être proposés par votre médecin. On sait en effet que, de plus en plus, les canaux calciques de la membrane cellulaire sont impliqués dans l'excitabilité des neurones, et que leur blocage partiel peut normaliser l'hyperexcitabilité du neurone chez le migraineux.

Finalement, seuls quelques-uns des médicaments utilisés sont spécifiques à la prévention de la migraine. C'est le cas de la pizotiline, du méthysergide et de la flunarizine. Même s'ils ont été mis au point comme **agents préventifs** de la migraine, ils demeurent parmi les moins souvent utilisés en prévention. Lorsqu'ils sont utilisés adéquatement, les agents préventifs de la migraine sont en général bien tolérés, bien qu'il existe toujours un risque d'effets secondaires. L'effet secondaire souvent détecté est une prise de poids, phénomène qui n'est´ jamais le bienvenu, particulièrement chez la femme. Un seul agent récemment étudié dans la prévention de la migraine, le topiramate, peut induire une perte de poids.

Vous trouverez ci-contre, à titre d'indication, un tableau sommaire des médicaments utilisés en migraine ainsi que leurs dosages habituels et leurs principaux effets secondaires.

## Médicaments préventifs contre la migraine

| Classe | Dosage | Effets secondaires principaux |
|---|---|---|
| *Les antidépresseurs tricycliques* | | Sécheresse de la bouche, |
| Amitryptiline | 10-150 mg le soir | constipation, gain de poids, |
| Nortryptiline | 10-150 mg le soir | somnolence. |
| *Les bêta-bloqueurs* | | |
| Atenolol | 50-150 mg par jour | Fatigue, bronchospasme, |
| Metoprolol | 100-200 mg par jour | hypotension, ralentissement du |
| Nadolol | 20-160 mg par jour | rythme cardiaque, dépression, |
| Propranolol | 40-240 mg par jour | impuissance, troubles du sommeil. |
| *Les bloqueurs calciques* | | |
| Flunarizine | 5-10 mg par jour | Fatigue, gain de poids, dépression. |
| Verapamil | 240-320 mg par jour | Hypotension, constipation, ralentissement du rythme cardiaque. |
| Méthysergide | 2 mg trois fois par jour | Fibrose rétropéritonéale, pulmonaire, valvulaire cardiaque. |
| Pizotiline | 2-8 mg au coucher | Fatigue, gain de poids. |
| *Les antiépileptiques* | | |
| Acide valproïque | 500-1500 mg par jour | Nausée, tremblements, gain de poids, perte de cheveux.Fatigue, |
| Gabapentine | 900-1200 mg par jour | somnolence, gain de poids, étourdissements, troubles d'équilibre. |
| Topiramate | 100 mg par jour | Picotements, perte de poids, difficulté de concentration et de mémoire, fatigue. |

## Les traitements non pharmacologiques

Ces traitements ont vraisemblablement été employés depuis que la migraine s'est installée chez l'espèce humaine. Par exemple, cette recommandation de traitement a été trouvée sur un papyrus égyptien: «Le médecin façonnera de glaise un crocodile portant des yeux de faïence et tenant des brins de paille dans la bouche; il l'attachera sur la tête du malade avec un tissu délicat sur lequel il aura inscrit le nom des dieux... Et le médecin priera.»

Il est clair qu'en période de crise, il est tout à fait approprié de recommander le repos et l'éloignement des stimulations sensorielles intenses. Les compresses froides portées au front peuvent aussi fort bien contribuer au soulagement. On trouvera dans la médecine domestique plusieurs recommandations du même type.

En prévention, plusieurs approches ont été proposées, dont le bio-feedback, l'acupuncture, l'ostéopathie, la chiropractie, la massophysiothérapie, l'hypnose, les diverses techniques de relaxation, etc. La multiplicité des techniques exploitées témoigne de leurs limites. Ces modalités thérapeutiques demeurent difficiles à valider scientifiquement par des études cliniques, limitant ainsi la possibilité de les recommander d'une façon systématique. Il n'en demeure pas moins que plusieurs patients en retireront un certain bénéfice, qu'il vaudra la peine d'exploiter.

# Quelques cas cliniques

## L'HISTOIRE DE MARYSE 1

Maryse a 17 ans; elle consulte pour discuter de contraception. Plusieurs de ses amies utilisent déjà une forme de contraception orale avec succès, et elle voudrait les imiter.

Elle n'a aucune histoire médicale antérieure et ne présente aucune céphalée. Enfant, elle souffrait du mal des transports et a perdu conscience à quelques reprises lors de prises de sang. Elle n'utilise aucun médicament.

Son père, fumeur et hypertendu, a subi à l'âge de 48 ans un «petit» infarctus du myocarde sans conséquence.

Sa mère l'a informée qu'elle avait utilisé dans la vingtaine des anovulants oraux sur une courte période et qu'elle a développé des céphalées dont elle n'a jamais pu se débarrasser.

Maryse peut-elle utiliser les anovulants?

## Commentaires

*Il n'existe chez Maryse aucune contre-indication apparente à ce qu'elle puisse utiliser les anovulants oraux.*

*En écoutant l'histoire de Maryse, il est probable qu'elle est une migraineuse potentielle, puisqu'elle a un antécédent de mal des transports, de pertes de conscience bénignes lors de prises de sang et que sa mère est vraisemblablement migraineuse au vu des céphalées qu'elle a développées lors de la prise d'anovulants. Maryse présente donc des éléments contextuels retrouvés fréquemment en migraine. Elle ne présente pas de céphalée à ce stade; il est donc impossible de formuler un diagnostic de migraine.*

*Il est bien connu que les anovulants peuvent, chez certaines femmes, déclencher une condition migraineuse qui jusque-là était en dormance. Lorsqu'une condition migraineuse apparaît en coïncidence avec l'utilisation d'anovulants oraux, le phénomène se produit habituellement lors des premiers mois d'utilisation. L'incidence de migraine de novo ou d'aggravation des migraines déjà établies semble être fonction de la dose d'œstrogènes que* contient l'anovulant; le risque est proportionnel à la dose. Ce phénomène d'induction migraineuse par les anovulants semble plus marqué lorsqu'une histoire familiale de migraine est retracée. Si les anovulants sont interrompus pour raison de migraine, le pronostic d'amélioration de la migraine demeure imprévisible, mais le jeu peut en valoir la chandelle.

Il existe ici un autre point à discuter avec Maryse. Son père a eu une maladie coronarienne à un âge relativement précoce. Le risque de maladie vasculaire est aussi un risque qui comporte de forts éléments d'hérédité. Maryse devra comprendre qu'elle est possiblement une migraineuse et que, chez les migraineuses, le risque d'AVC est multiplié par trois avant l'âge de 45 ans, et qu'il est multiplié par six en présence d'anovulants. Ce risque demeure toutefois relativement faible; il est à 2 par année pour 100 000 femmes.

Maryse devra donc discuter de tous ces aspects avec son médecin avant de décider d'utiliser des anovulants.

## L'HISTOIRE DE MARYSE 2

Maryse a utilisé des anovulants oraux pendant trois ans. Elle a cessé de les prendre par la suite, car elle faisait des infections vaginales à répétition, difficiles à contrôler.

Elle a maintenant 24 ans et consulte un médecin, puisque depuis 2 ans, elle se plaint de céphalées horribles qui, une fois sur deux, l'empêchent de travailler, surtout lorsqu'elles surviennent pendant les menstruations.

Qu'en penser?

## Commentaires

*Il manque plusieurs éléments à ce stade de l'histoire de Maryse pour nous permettre de formuler le diagnostic du type de céphalée dont elle souffre. Bien que les céphalées chez Maryse soient périodiques, nettement accentuées en phase menstruelle, et que ces céphalées soient parfois très invalidantes (facteurs qui pourraient suggérer des céphalées de type migraine), il manque plusieurs éléments qui nous permettraient de valider selon les critères habituels un diagnostic de migraine. Le questionnaire devra nous permettre de décerner la présence de ces critères habituels et de s'assurer que les céphalées de Maryse ne comportent aucun signal d'alerte.*

Le questionnaire a en effet permis de valider chez Maryse un diagnostic de migraine sans aura. Un calendrier des migraines nous a par la suite démontré qu'elle avait des céphalées quatre jours par mois, la plupart du temps d'intensité modérée, mais d'intensité sévère pendant deux jours en période menstruelle. Maryse tente de se soulager avec de l'ibuprofène à 400 mg; elle obtient un succès mitigé pour les crises d'intensité modérée et aucun succès pour les crises d'intensité sévère: elle doit alors s'aliter, elle vomit et ne peut en aucune façon tolérer le bruit ou la lumière, qui aggravent son mal de tête. Avec son calendrier, Maryse n'a pu déterminer des facteurs déclenchants bien particuliers. Le traitement que s'offre Maryse est donc tout à fait insuffisant.

Puisque, d'une part, l'incapacité associée à la migraine chez Maryse est passablement élevée et que, d'autre part, son soulagement des crises d'intensité modérée par l'ibuprofène est mitigé, elle est une candidate à l'utilisation d'antimigraineux spécifiques, sous forme d'ergotamine, de dihydroergotamine ou d'un triptan pour ses crises d'intensité sévère. Elle pourra continuer d'utiliser l'ibuprofène pour ses crises d'intensité modérée, mais à dose augmentée, soit à 800 mg. Maryse sera aussi avisée de commencer son traitement dès le début de l'attaque migraineuse, puisqu'il est maintenant bien connu qu'un traitement précoce améliore grandement les possibilités de soulagement.

Elle sera encouragée à continuer son calendrier des migraines et sera réévaluée dans quelques mois pour revoir, s'il y a lieu, le nouveau traitement prescrit et considérer un traitement préventif si la fréquence des migraines augmentait.

## LE CAS DE STÉPHANIE

Stéphanie n'en peut plus. À 37 ans, elle a toujours souffert de céphalées dont la fréquence n'a fait qu'augmenter au cours des années. À 22 ans, ses céphalées étaient peu fréquentes; elles survenaient uniquement en situation de stress ou si elle sautait un repas. Elle pouvait facilement les arrêter, soit en dormant, soit en utilisant un analgésique mineur, l'AAS ou l'acétaminophène. Depuis quatre ans, les céphalées sont présentes d'une façon quasi quotidienne. Lorsqu'elle se réveille le matin et que la céphalée est présente, elle se traite avec deux comprimés d'Atasol® à 8 mg pour pouvoir commencer sa journée et fonctionner au travail. Vers midi, le mal, qui n'avait été soulagé que partiellement, revient, et elle doit à nouveau se traiter. Plusieurs fois, elle n'a pu se traiter et elle a développé une céphalée importante, globale, avec intolérance à la lumière et vomissements. Elle ne s'y fera jamais prendre à nouveau. Elle porte toujours sur elle ses comprimés d'Atasol.

Que penser du cas de Stéphanie?

## Commentaires

*Stéphanie présente un problème de céphalées quotidiennes chroniques. Les symptômes associés à sa céphalée lorsqu'elle ne peut se traiter à temps sont tout à fait caractéristiques de la migraine sans aura. Stéphanie pourrait souffrir de migraine chronique, mais avant de considérer* un tel diagnostic, puisqu'elle fait un usage quotidien d'analgésiques depuis plus de trois mois, il faudrait considérer qu'elle est un cas de céphalée d'origine médicamenteuse. C'est un diagnostic qui se prouve uniquement d'une façon rétrospective, si la fréquence des céphalées diminue considérablement deux mois après le sevrage.

Il serait illusoire ici, étant donné la fréquence élevée des céphalées, de vouloir commencer un traitement préventif, puisqu'en situation de céphalée d'origine médicamenteuse, aucun des médicaments prophylactiques ne fonctionnera si l'analgésique d'usage quotidien n'est pas cessé. Il faudrait informer Stéphanie du diagnostic probable, tout en la rassurant: elle n'est pas une «droguée». Le phénomène de céphalée d'origine médicamenteuse est unique aux migraineux.

Le traitement suivant a été proposé: la nortryptiline, un antimigraineux de prévention, a été introduite lentement sur trois semaines jusqu'à des doses de 35 mg par jour. Au début de la quatrième semaine, nous avons demandé à Stéphanie de cesser l'Atasol et de traiter ses céphalées, le cas échéant, avec le naproxène à 500 mg. Lors d'une visite de suivi, six semaines plus tard, elle rapportait une disparition quasi totale de ses céphalées. Le traitement à la nortryptiline a été maintenu, et Stéphanie, encouragée à continuer son calendrier des migraines. Elle sera réévaluée d'ici quelques mois de façon à réajuster son traitement, s'il y a lieu.

*La céphalée d'origine médicamenteuse complique bien souvent la migraine. Son traitement est relativement simple lorsque le diagnostic est soupçonné. Sa prévention est centrée sur un suivi rigoureux des migraines et un ajustement thérapeutique approprié.*

*Il faut cependant signaler que les patients qui utilisent d'une façon quotidienne des médicaments pour se soulager ne sont pas tous des cas de céphalée d'origine médicamenteuse; certains sont des cas de migraine épisodique ayant évolué d'une façon primaire vers la migraine chronique.*

## LE CAS DE DAVID

David souffre de migraines de 12 à 15 fois par semaine depuis maintenant trois ans. Âgé de 40 ans, il présente surtout au printemps des céphalées très sévères, qui surviennent de façon quotidienne. Il rapporte être réveillé jusqu'à deux fois par nuit avec des céphalées qui se localisent au front et à l'œil gauche. Il décrit la douleur comme une pression intense qui s'accompagne bien souvent d'une enflure de la paupière gauche et d'un blocage de sa narine gauche.

Les attaques surviennent parfois le jour et persistent en moyenne 45 minutes. Il ne peut absolument pas rester en place lorsque la douleur débute. Il va et vient dans son logement. Au cours des trois dernières années, il a constaté que ses attaques débutaient en avril pour disparaître au début de juillet.

Il a consulté en oto-rhino-laryngologie (ORL), où l'on n'a trouvé aucune maladie des sinus ou du nez. Ses proches ont évoqué des problèmes d'allergie.

Que penser des migraines de David?

### Commentaires

*Il est clair que les symptômes de David ne correspondent en rien aux symptômes de la migraine. Ils correspondent tout à fait aux manifestations associées à la céphalée en cluster. La nausée, la photophobie et la sonophobie, typiques de la* migraine, ne se retrouvent à peu près jamais dans la céphalée en cluster. Au surplus, les attaques de céphalée sont beaucoup plus courtes qu'en migraine et peuvent survenir plusieurs fois par jour, contrairement à la migraine.

Le comportement du malade au cours de l'attaque est aussi complètement différent. Autant le migraineux voudra se coucher, s'immobiliser, autant en cours d'une attaque de céphalée en cluster, le malade cherchera à se mobiliser pour arriver à supporter sa douleur. La céphalée en cluster n'est certainement pas, comme la migraine, aggravée par l'activité physique. La migraine peut présenter une incidence variable en fonction des saisons; cette incidence saisonnière est nettement plus évidente dans la céphalée en cluster.

Aucune cause précise n'a été définie pour la céphalée en cluster, dont la biologie, bien qu'apparentée, diffère de celle de la migraine. Son traitement est aussi quelque peu différent.

# La migraine
est-elle une maladie?

*C'* est une question intéressante à poser à la fin de cet ouvrage. Au cours des siècles, la maladie a été définie de plusieurs façons.

Dans la préhistoire, la maladie était considérée comme une manifestation de l'esprit des dieux, et uniquement le chaman, le guérisseur, pouvait libérer ceux qui étaient envahis d'esprits négatifs. La maladie provenait de l'extérieur.

Hippocrate a été peut-être le premier à vouloir définir la maladie à partir d'un déséquilibre interne des quatre humeurs fondamentales de l'organisme. Cette notion d'harmonie interne était d'ailleurs déjà contenue en médecine hindoue et chinoise.

Au Moyen Âge, la maladie était un fléau infligé par Dieu.

Descartes, à la Renaissance, concevait le corps humain comme une machine; la maladie apparaissait lors d'un défaut de cette machine. Il introduisait la notion d'autonomie de l'âme et du corps.

L'avancée des connaissances biologiques au début du XX$^e$ siècle a permis d'identifier plusieurs «germes» responsables des maladies infectieuses. La maladie provenait de l'extérieur.

La conception contemporaine ne définit pas spécifiquement la maladie. L'Organisation mondiale de la Santé (OMS) définit plutôt la santé comme «un état complet de bien-être physique, mental et social, ne consistant pas seulement en une absence de maladie ou d'infirmité physique».

À ce titre, la migraine peut certainement être considérée comme un écart à la santé. Avec l'introduction des méthodes d'observation, notamment le microscope, la maladie a été associée traditionnellement en médecine à des atteintes structurales des tissus biologiques et, ultérieurement, à des atteintes biochimiques mesurables des divers organes. Point d'atteinte, point de maladie. Les troubles de la fonction, non mesurables, étaient laissés pour compte comme manifestations, sans doute, de dieux occultes qui perturbaient l'âme et dont le sujet devait se débarrasser. C'était le cas de la migraine.

Il ne fait maintenant aucun doute que la migraine est une entrave à la santé telle que définie par l'OMS. Il ne fait aussi aucun doute que la migraine s'édifie à partir de perturbations fonctionnelles anormales, mesurables au cerveau. La migraine comporte aussi son lot de morbidité sociale, personnelle et biologique, la qualifiant nettement comme maladie au sens strict et nécessitant une attention bien au-delà de la négligence condescendante.

# Conclusion

B ien des victimes pensent que la migraine a pris le contrôle de leur vie. C'est pour eux évident qu'il est sinon impossible, voire extrêmement complexe de planifier quoi que ce soit, à partir d'une simple fin de semaine dans les Laurentides jusqu'à des vacances à l'étranger. D'autres ont l'impression d'avoir tout essayé, avec le résultat que les migraines apparaissent plus souvent et sont de plus en plus violentes. À toutes ces personnes, nous espérons que ce livre a apporté un autre éclairage, une vision avec laquelle il deviendra possible de reprendre le contrôle de leur vie. Cette prise de contrôle pourra se réaliser en deux étapes: premièrement, mieux connaître l'ennemi et, deuxièmement, utiliser les armes efficaces disponibles pour le combattre.

## IDENTIFIER L'ENNEMI

La lecture de cet ouvrage vous aura permis de vous familiariser avec les critères diagnostiques de la migraine et des autres céphalées primaires. Elle vous aura aussi présenté les points cliniques importants permettant de suspecter une céphalée secondaire et, de là, vous rassurer. Vous aurez compris que la grande majorité des céphalées qui peuvent vous affliger représentent la manifestation de céphalées primaires, pour lesquelles aucune lésion ou maladie, au sens anatomique du terme, ne peut être tenue responsable des symptômes engendrés.

L'analyse du déroulement clinique de la migraine, de même que la présentation des données de recherche les plus récentes sur ses mécanismes neurobiologiques auront permis de la situer dans un contexte de condition mesurable et de la dissocier d'une origine psychologique pure. Cette analyse aura aussi contribué à désarticuler la théorie vasculaire de la migraine et à vous démontrer l'assise cérébrale primaire de cette affection.

La revue des facteurs déclenchants aura jeté quelque lumière sur leur mode d'opération et sur leur signification dans la compréhension du mécanisme général de la migraine. Les facteurs déclenchants, bien qu'importants, ne peuvent en aucune façon prétendre à une relation causale de la migraine, d'autant plus qu'ils peuvent être observés uniquement chez 50 % des migraineux.

L'analyse des particularités de la migraine chez la femme a démontré la complexité de l'interaction de plusieurs systèmes qui modulent chez elle une expression spécifique de la condition. Nous avons discuté des variations de la migraine en fonction des cycles hormonaux, considérant les œstrogènes comme un autre facteur déclenchant, tout en soulignant que la biologie fondamentale de certains neurotransmetteurs était différente chez la femme.

Nous avons aussi insisté sur l'importance de votre engagement dans la démarche thérapeutique, en discutant de la nécessité d'un suivi de votre condition avec un calendrier des migraines. Ainsi, pour bien traiter vos migraines, il vous faut bien les connaître. Et comme l'ennemi peut se présenter sous bien des visages différents, le plus grand spécialiste de vos migraines, c'est VOUS. Vous seul pouvez savoir quand et comment se comporte la migraine chez vous. Vous seul êtes en mesure de constater que, depuis un certain temps, vos migraines ont changé. Le médecin et le spécialiste peuvent, bien sûr, en vous questionnant, en apprendre beaucoup sur vos migraines. Mais mieux vous connaîtrez vos migraines, meilleurs seront les renseignements que vous leur fournirez. C'est pourquoi le calendrier des migraines peut vous être d'une grande utilité. Vous serez en mesure de savoir que, pendant les six derniers mois, par exemple, vous avez eu 12 migraines, que celles-ci ont duré entre deux et trois jours, qu'à chaque fois la douleur a atteint son intensité maximale en quelques minutes seulement et que la nausée s'est installée d'une à deux heures après le début de la céphalée. Ces données de toute première importance permettront au médecin de recommander le traitement le mieux adapté à votre situation. Bien souvent aussi, le calendrier vous permettra de reconnaître des facteurs déclenchants, demeurés jusque-là insoupçonnés, et vous aidera ainsi à les éviter.

## UTILISER DES ARMES EFFICACES

Nous avons revu avec vous les principes généraux du traitement de la migraine:

- la traiter en fonction des besoins, en mesurant chez vous son caractère invalidant;
- la traiter au début de l'attaque avec le médicament approprié pour vous offrir une efficacité optimale;
- la traiter adéquatement tout en suivant votre fréquence d'utilisation des médicaments pour éviter l'induction d'une céphalée d'origine médicamenteuse;
- introduire un médicament préventif de façon à en réduire la fréquence;
- considérer dans certains cas des méthodes de traitement non pharmacologique.

La migraine demeure toutefois une maladie épisodique, pouvant dans 20 % des cas évoluer vers la chronicité. Il n'existe aucun traitement définitif de cette maladie. Cependant, les découvertes des deux dernières décennies ont permis des progrès spectaculaires dans le traitement symptomatique de la migraine, et d'améliorer d'une façon certaine la qualité de vie de ceux et celles qui en sont affligés, soit plus de 10 % de la population occidentale.

# Annexes

# Annexe 1

## Calendriers des migraines

| Médicaments utilisés Nom (Méd.) et quantité (#) | Intensité | 1. Encercler les jours de menstruation 2. Indiquer le niveau de soulagement | Facteurs déclenchants |
|---|---|---|---|
| A.............. | Légère: 1 | Aucun: - | Stress |
| B.............. | Modérée: 2 | Partiel: $\pm$ | Privation de sommeil |
| C.............. | Sévère: 3 | Complet: + | Sauter un repas |
| D.............. | | | Facteurs alimentaires |
| E.............. | | | Lumière, bruit, odeur |
| | | | Autres |

**Mois:** ...............

| Jour | 1 | 2 | 3 | 4 | 5 | 6 | 7 | 8 | 9 | 10 | 11 | 12 | 13 | 14 | 15 | 16 | 17 | 18 | 19 | 20 | 21 | 22 | 23 | 24 | 25 | 26 | 27 | 28 | 29 | 30 | 31 |
|---|---|---|---|---|---|---|---|---|---|---|---|---|---|---|---|---|---|---|---|---|---|---|---|---|---|---|---|---|---|---|---|
| Intensité | | | | | | | | | | | | | | | | | | | | | | | | | | | | | | | |
| Méd. A et # | | | | | | | | | | | | | | | | | | | | | | | | | | | | | | | |
| Méd. B et # | | | | | | | | | | | | | | | | | | | | | | | | | | | | | | | |
| Méd. C et # | | | | | | | | | | | | | | | | | | | | | | | | | | | | | | | |
| Méd. D et # | | | | | | | | | | | | | | | | | | | | | | | | | | | | | | | |
| Méd. E et # | | | | | | | | | | | | | | | | | | | | | | | | | | | | | | | |
| Soulagement | | | | | | | | | | | | | | | | | | | | | | | | | | | | | | | |
| Facteurs déclenchants | | | | | | | | | | | | | | | | | | | | | | | | | | | | | | | |

# Annexe 2

## QUESTIONNAIRE MIDAS *

Veuillez, s'il vous plaît, remplir le questionnaire MIDAS et discuter des résultats avec votre médecin.

Date : ____ / ____ / ____

**1.** Pendant combien de jours au cours des trois derniers mois avez-vous été absent(e) du travail ou de l'école en raison de vos maux de tête?

_____ jours

**2.** Pendant combien de jours au cours des trois derniers mois votre productivité au travail ou à

---

\* Le questionnaire MIDAS est reproduit grâce à la généreuse autorisation de ses auteurs, le Dr Richard B. Lipton, professeur de neurologie, d'épidémiologie et de médecine sociale au Albert Einstein College of Medecine, New York, USA, et de Walter Stewart Adjunct, professeur d'épidémiologie au Johns Hopkins University, Baltimore, USA.

l'école a-t-elle été réduite de moitié ou plus en raison de vos maux de tête?

(N'incluez pas les jours d'absence indiqués à la question 1.)

_____ jours

**3.** Pendant combien de jours au cours des trois derniers mois avez-vous été incapable d'effectuer des travaux domestiques en raison de vos maux de tête?

_____ jours

**4.** Pendant combien de jours au cours des trois derniers mois votre capacité à effectuer des travaux domestiques a-t-elle été réduite de moitié ou plus en raison de vos maux de tête?

(N'incluez pas les jours d'incapacité indiqués à la question 3.)

_____ jours

**5.** Pendant combien de jours au cours des trois derniers mois avez-vous renoncé à des activités familiales, sociales ou de loisirs en raison de vos maux de tête?

_____ jours

Veuillez calculer le total des jours pour les questions 1 à 5.

Cote MIDAS: _____ jours

FONDATION QUÉBÉCOISE
DE LA MIGRAINE ET DES CÉPHALÉES
1575, boul. Henri-Bourassa Ouest, bureau 240
Montréal (Québec)

Tél.: (514) 331-8207 • Téléc.: (514) 331-8809
Site Internet: www.fqmc.qc.ca
Courriel: tete@fqmc.qc.ca

## QUESTIONNAIRE SUR L'IMPACT DES MAUX DE TÊTE (HIT-6) *

Ce questionnaire a été conçu pour vous aider à décrire et à expliquer ce que vous ressentez et ce que vous ne pouvez pas faire à cause de vos maux de tête.

Pour chaque question, veuillez cocher la case appropriée.

**1) Lorsque vous avez des maux de tête, la douleur est-elle intense?**

| ☐ | ☐ | ☐ | ☐ | ☐ |
|---|---|---|---|---|
| Jamais | Rarement | Parfois | Très souvent | Tout le temps |

**2) Votre capacité à effectuer vos activités quotidiennes habituelles, y compris les tâches ménagères, le travail, les études ou les activités sociales, est-elle limitée à cause de vos maux de tête?**

| ☐ | ☐ | ☐ | ☐ | ☐ |
|---|---|---|---|---|
| Jamais | Rarement | Parfois | Très souvent | Tout le temps |

**3) Lorsque vous avez des maux de tête, souhaiteriez-vous avoir la possibilité de vous étendre?**

| ☐ | ☐ | ☐ | ☐ | ☐ |
|---|---|---|---|---|
| Jamais | Rarement | Parfois | Très souvent | Tout le temps |

---

\* Le questionnaire HIT-6 est reproduit avec la gracieuse autorisation de GlaxoSmithKline et Quality Metric Inc.

**4) Au cours de 4 dernières semaines, vous êtes-vous senti(e) trop fatigué(e) par vos maux de tête pour travailler ou effectuer vos activités quotidiennes?**

| | | | | |
|---|---|---|---|---|
| ☐ | ☐ | ☐ | ☐ | ☐ |
| Jamais | Rarement | Parfois | Très souvent | Tout le temps |

**5) Au cours des 4 dernières semaines, avez-vous éprouvé un sentiment de «ras-le-bol» ou d'agacement à cause de vos maux de tête?**

| | | | | |
|---|---|---|---|---|
| ☐ | ☐ | ☐ | ☐ | ☐ |
| Jamais | Rarement | Parfois | Très souvent | Tout le temps |

**6) Au cours des 4 dernières semaines, votre capacité à vous concentrer sur votre travail ou vos activités quotidiennes a-t-elle été limitée à cause de vos maux de tête?**

| | | | | |
|---|---|---|---|---|
| ☐ | ☐ | ☐ | ☐ | ☐ |
| Jamais | Rarement | Parfois | Très souvent | Tout le temps |

☐ + ☐ + ☐ + ☐ + ☐

| COLONNE 1 | COLONNE 2 | COLONNE 3 | COLONNE 4 | COLONNE 5 |
|---|---|---|---|---|
| (6 points par réponse) | (8 points par réponse) | (10 points par réponse) | (11 points par réponse) | (13 points par réponse) |

Pour calculer votre résultat total, additionnez les points obtenus pour chaque colonne.

Veuillez montrer les résultats de ce questionnaire (HIT-6) à votre médecin.

☐

**RÉSULTAT TOTAL**

Plus le résultat est élevé, plus l'impact des maux de tête sur votre vie est important.

# Publications de l'auteur

COLE, A. et M. Aubé. «Late-onset Migraine With Intracerebral Hemorrhage: A Recognizable Syndrome». *Neurology*, 37 (suppl. 1), 238, 1987.

COLE, A. et M. Aubé. «Migraine With Vasospasm and Delayed Intracerebral Hemorrhage». *Archives of Neurology*, 47:53-6, 1990.

EDMEADS, J., A. Grenville et M. Aubé. «Migraine Variability: An Underrecognized Impediment to Effective Treatment». *Pain Res. Management*, 1:215-8, 1996.

AUBÉ, M. «Treatment of Slow-developing Migraine With Subcutaneous Sumatriptan». *Frontiers in Headache Research: Headache Treatment: Trial Methodology and New Drugs*, 6:87-91, Éditions Jes Olesen and Peer Tfelt-Hansen, 1997.

AUBÉ, M. «Migraine in Pregnancy». *Neurology*, 53 (4 suppl. 1), S26-8, 1999.

AUBÉ, M. «Improving Patient Compliance to Prophylactic Migraine Therapy». *Can. J. Neurol. Sci.*, 29 (suppl. 2) S40-S43, 2002.

PRINGSHEIM, T., M. Aubé et coll. «Melatonin as Adjunctive Therapy in the Prophylaxis of Cluster Headache: A Pilot Study». *Headache*, 42:787-792, 2002.

PRYSE-PHILLIPS, W., M. Aubé et coll. «A Headache Diagnosis Project». *Headache*, 42:738-746, 2002.

AUBÉ, M. et coll. «Le traitement de la migraine: où en sommes-nous? Le pouls de 100 médecins québécois», *Le Clinicien*, supplément, octobre 1996.

AUBÉ, M. «Migraine: It's All in Your Head! M. Aubé: Editorial», *The Canadian Journal of Diagnosis*, 14:1-2, 1997.

AUBÉ, M. «Quoi de neuf en migraine?». *Le Clinicien*, 12:93-99, 1999.

AUBÉ, M. «Taking Steps to Eradicate Headache». *The Canadian Journal of CME*, 11:1-6, 1999.

AUBÉ, M. «Migraine, Personality and Psychopathology». *The Chronicle of Neurology and Psychiatry*, 4(9): suppl.: 2-3, 1999.

AUBÉ M. «The Case of the Young Woman With Increasing Headache Frequency». *Challenges in Headache*, 1(4):1-4, 1999.

AUBÉ, M. «Migraine an 2000, quoi de neuf?». *L'Actualité médicale*, supplément, mars 2000.

AUBÉ, M. «Mastering Migraine and Women's Related Issues». *The Canadian Journal of CME*, 13(5):77-85, 2001.

AUBÉ, M. «Headaches: Treatments and Diagnosis». *Patient Care Canada*, 11(12);38-43, 2000.

AUBÉ, M. «Migraine et contraception: les deux font-ils la paire?». *Le Clinicien*, 16(12):81-88, 2001.

EDMEADS, J., M. Aubé et coll. «Medication Induced Headaches». *Monograph*, Glaxo Canada, Educational Grant, 1994.

AUBÉ, M. et C. Roberge. «Medication Induced Headaches, Case Studies». *Monograph*, Glaxo Canada, Educational Grant, 1994.

AUBÉ, M. et coll. «Audiotape on Migraine Variability». *Glaxo Educational Grant*, septembre 1995.

AUBÉ, M. «Head First. Editor, CD-ROM for Family Physicians». *Lambert Multimedical*, 1997.

MONSTAD, I., M. Aubé et coll. «Treatment of Slow-Developing Migraine With Subcutaneous Sumatriptan». Poster Presentation European Neurology Meeting, Berlin, novembre 1993.

AUBÉ, M. *Dissection carotidienne spontanée: la migraine comme facteur de risque.* Poster, Congrès québécois des sciences neurologiques, octobre 1993.

AUBÉ, M. «Treatment of Slow Developing Migraine With Subcutaneous Sumatriptan», Poster presentation IHS meeting, Toronto, septembre 1995.

AUBÉ, M. et coll.«Le traitement de première intention de la migraine: sondage auprès des médecins de premier recours au Québec», Poster, Congrès québécois des sciences neurologiques, Québec, octobre 1996.

AUBÉ, M. «Cluster Headaches: Experience With 35 Consecutive Cases», Poster presentation, MNI Migraine Symposiumm, avril 1998.